21世纪健康饮食

周泳杉　著

中国社会科学出版社

图书在版编目(CIP)数据

21世纪健康饮食/周永杉著.—北京:中国社会科学出版社,2009.6(2014.11重印)

ISBN 978-7-5004-7760-0

Ⅰ.①21… Ⅱ.①周… Ⅲ.①饮食卫生—基本知识②合理营养—基本知识 Ⅳ.①R151.4

中国版本图书馆CIP数据核字(2009)第069600号

出 版 人 赵剑英
责任编辑 李炳青
责任校对 王兰馨
责任印制 李寡寡

出　　版 中国社会科学出版社
社　　址 北京鼓楼西大街甲158号(邮编100720)
网　　址 http://www.csspw.cn
　　　　 中文域名:中国社科网　　010-64070619
发 行 部 010-84083685
门 市 部 010-84029450
经　　销 新华书店及其他书店

印　　装 北京君升印刷有限公司
版　　次 2009年6月第1版
印　　次 2014年11月第9次印刷

开　　本 880×1230　1/32
印　　张 5.5
插　　页 2
字　　数 88千字
定　　价 28.00元

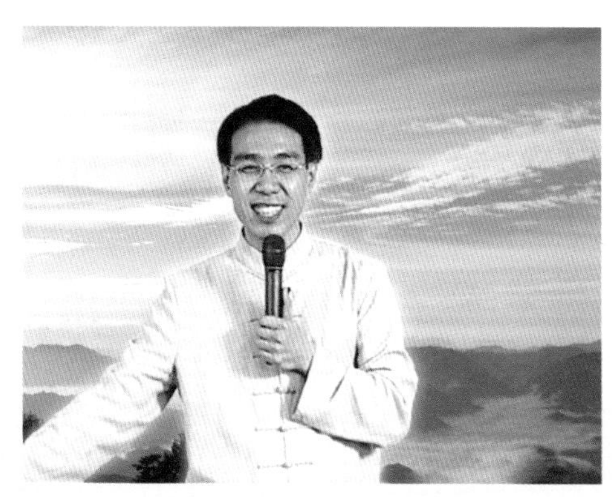

作者简介

周泳杉老师，台湾淡水人，中兴大学毕业，阳明大学生物化学研究所毕业，曾任美商亚洲瓦里安科技公司行销经理。现为庐江中华文化教育中心主讲讲师，兼任辽宁省“经典诵读”师资培训特聘教师。

周泳杉老师曾从事生物化学研究工作多年，长期关注人类健康与环境保护问题，善于从中国传统文化经典中汲取精萃，近年来在中国大陆和台湾、马来西亚、印尼等国家和地区致力于主讲《新世纪健康饮食》。2009 年 3 月 30 日周泳杉老师作为嘉宾参与了香港凤凰卫视 " 锵锵三人行 " 题为 " 新写食主义：肉食还是素食 " 的访谈栏目。

本书根据周泳杉老师 2008 年在安徽的一场演讲编纂整理，并经周泳杉老师本人审定。

目 录

上篇

健康的挑战

提要:

- 联合国调查显示:近年来,全球死于营养过剩的人数开始超过营养不良的人数
- 在北美洲,每3.8个人中,就有1个人死于癌症
- 在美国,近3个人中就有1个人死于心脏病
- 在中国,有2亿人超重,1.6亿人患高血压,2000万人患糖尿病
- 中国人的平均寿命71岁,而健康寿命只有62岁,生命的延长并不是幸福的保障
- 人类的健康幸福就在我们的餐桌上

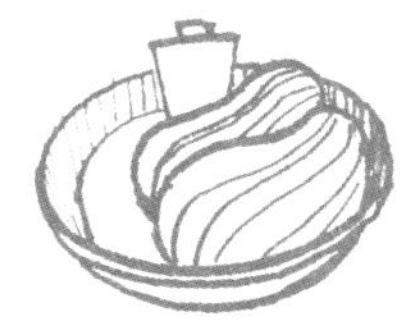

尊敬的各位领导、各位长辈、各位来自全国各地的老师们，大家下午好，刚刚马老师在介绍的时候说到“身有伤，贻亲忧，德有伤，贻亲羞”。在中国古代，对读书人一般有三个要求：第一个要求他们学习医理，即医学方面的一些道理；第二个要求他们学命理；第三个要懂地理。为什么要学医理，因为希望能够在父母有病痛的时候，可以帮父母调理身体；为什么要学命理，因为父母之年不可以不知，这是孝道；为什么要学地理，在父母过世的时候，可以为父母的后事服务。如今到了现代工商业发达的时代，这些道理反而被我们给忽略了。医理，变成一般学医学的人的专业，一般人就不需要学了；命理，变成了迷信，地理也差不多在迷信的边缘徘徊。我们确实感受到生活变得越来越紧张，越来越没有乐趣。在对身体的照顾方面，由于医学常识的专业化让

它更集中在某些行业的人身上，而我们自己却常常忽略了对一些基础医学常识的涉猎，以致造成很多很多的遗憾，今天我要跟大家谈的也是这方面的问题，就是告诉大家如何面对健康方面的挑战，我们的系列课程叫做“幸福人生讲座”，请问大家幸福人生的第一个条件是什么？绝对不是你很有钱，也绝对不是你拥有多少房子、多少车子。曾经有人这么说过，在我们的存款簿里面，不管你有多少个 0，健康永远是前面那个 1，没有那个 1，后面有多少 0 都是没有意义的，而在我们越来越朝小康社会迈进的过程当中，我们发现一个很值得探讨的问题，那就是：这个社会越富裕，很多疾病发生的几率也好像随之增加了。

近年追求健康的成果
——癌症
——心脏病
——糖尿病
——肥胖症
——骨质疏松症
——肾结石
——自体免疫病
文明病暴增

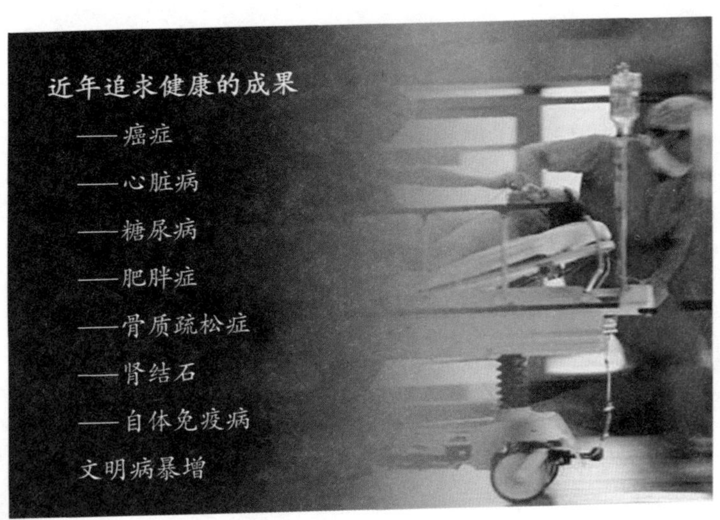

过去我们很少听说癌症，在20世纪六七十年代也很少听说心脏病、糖尿病、肥胖症。肥胖症可能也只是这几年的一个新名词，更没有听说过骨质疏松症、自体免疫性疾病，这些都是罕见的疾病。可是曾几何时，我们发现在我们周遭不但这些病开始听到了，而且好像越来越多，同事、家人……越来越多的人被这些疾病所困扰。那我们就要思考，为什么随着经济的增长，关于健康的信息越来越多，可是我们却并没有真正地把这些健康的信息，变成我们生活中有用的常识，健康在某种程度上只是一个口号。

其实我们很想要健康，可是却实现不了，原因在哪里，在这个课程刚开始的时候，我们愿意用几个统计数字来跟大家分析一些健康的问题。我们首先来看看癌症的问题，因为癌症在整个文明病发展的过程当中，一直具有很独特的指标性意义，在经济越发达、生活水平越高的国家，癌症的发病率也越高。

我们来看，北美洲每4个人当中，更准确地说是3.8个人当中，就有1个人死于癌症。这个数字我刚看到的时候很惊讶，为什么惊讶？因为北美洲是一个科技非常发达的地区，医学也非常发达，可是为什么在科技这么发达的地区每3.8个人当中，就有1个人死于癌症，这是让我们很惊讶的。本来我们认为医学这么

高癌症发病与死亡率
公众健康呈现退化

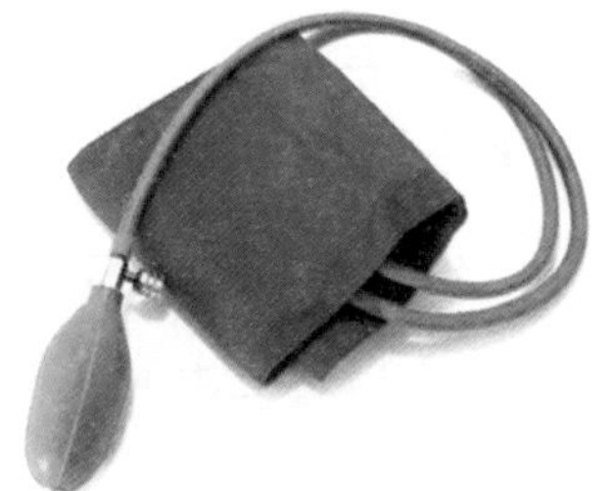

北美洲每4（3.8）个人
当中就有1个人死于癌症

癌症新药研发投入很多
医院越盖越大 人是否更健康?

Anderson RN, 2002.

发达的国家，人们的健康状况应该是非常好的，其实不然。我是医学院生物化学研究所毕业的，在医疗方面涉及得比较广泛，我有很多的朋友在医院工作，他们在跟我谈到这些问题的时候，都表示不理解这样的现实，实在有些触目惊心，以前很少听到有人得癌症。可是最近几年，他们发现医院里癌症病房的病人非常多，甚至门诊的数量已经不亚于一般的感冒，也就是说得癌症的人几乎跟得感冒的人一样多，我们想想这正常吗？其实，无论从公共卫生的角度，还是从流行病学的角度来看这些都是异常的现象，而这些异常的现象又发生在科技如此发达的地区，实在很值得我们

去省思，我们需要思考医疗的进步有没有带来癌症的减少。

近年来，我们发现有很多高科技的医疗手段被开发出来，每一年都有很新的医疗技术诞生。在我读书的时候，基因疗法还只是实验室里面的一个研究课题，可是最近它也变成了一个热门的癌症治疗手段。在我们的想象当中，医疗手段越创新，癌症应该越来越少才对。可是很不幸的是，这几年癌症的发病率跟死亡率，不但没有减少，而且还很显著地在增加，这些都让我们在思考：这是为什么。

2007年，全世界癌症确诊的病例大概是 1230 万例，

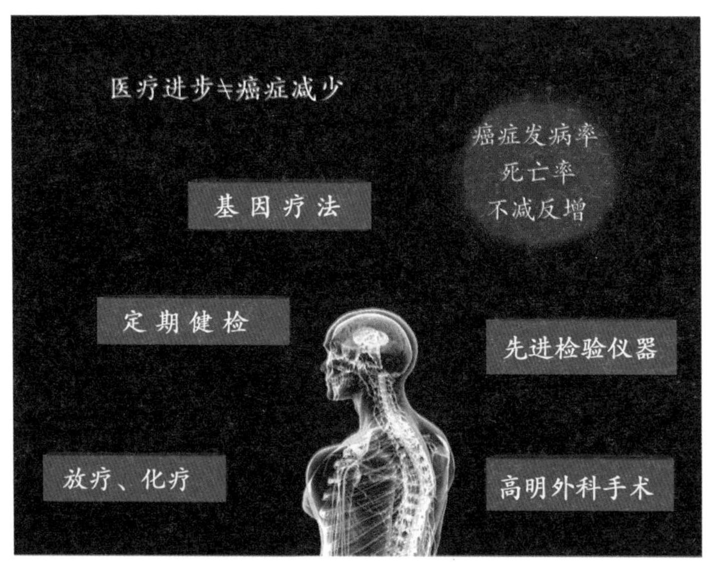

2007年世界癌症确诊病例为
一千两百三十万例
全球每年癌症死亡人数
七百五十万人
每天有两万多人

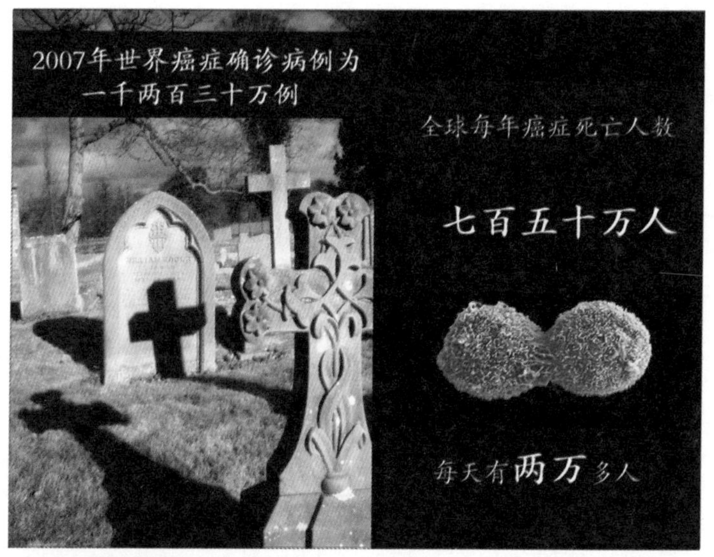

而全球每年死于癌症的人数高达 750 万，比很多战争中死亡的总人数还要多，这还只是一年之内由单项疾病所造成的死亡率，用这个总数除以 365 天，也就是全球每天大概有 2 万多人因为癌症而丧生，这可不是一个小数字，为什么这个数字这么高，科技的发达能不能让这个数字再低一点？但是结论让我们感觉很失望——科技的进步并没有真正抑制癌症的增长。心脏病也是一样的，在经济越发达的国家和地区，心脏病的死亡率跟发生率好像也越高。

在美国，每 3 个人当中就有 1 个人死于心脏病，各位朋友，人生有没有偶然？人生有没有必然？每当看

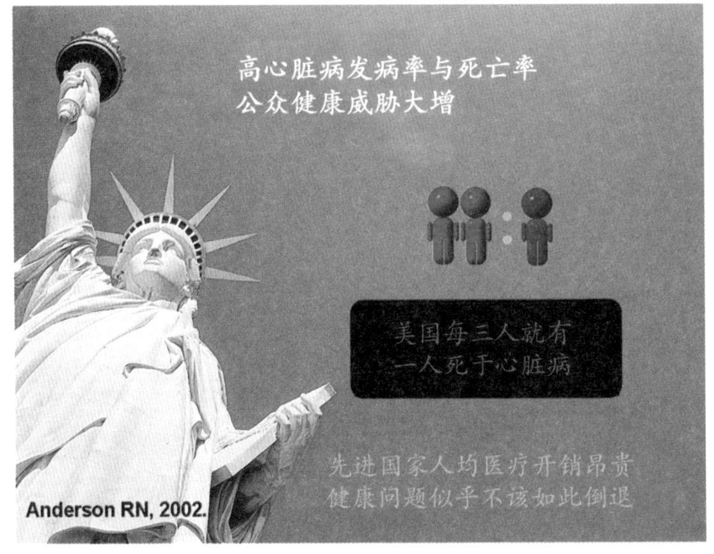

到这些数字的时候我都在想这个问题，3 个人当中就有 1 个死于心脏病，4 个人当中就有 1 个死于癌症，这是必然吗？还是只要我们做些什么就可以避免？这个很重要，因为统计数字常常会让我们走入一个误区，导致我们很害怕、很担心，其实没有必要，因为我们把这些数字告诉大家，并不是想让大家觉得很害怕、很恐惧，而是想让大家知道怎么能不成为那 3 个人当中的 1 个或者是那 4 个人当中的 1 个。同时这个现实也促使我们面对这样的问题：就是发达国家的医疗开销非常大，可是事实上也并没有让整个社会变得很健康。所以，如果我们进一步地省思一些问题就会发现：医疗费用增加其实并不等于健康的改善，因为我们在谈论公共健康问题的时候常常会走入另外一个误区，就是：是不是我们医疗的经费用得太少，以至于我们的社会这么不健康，可是当我们看到一些数字的时候才发现事实并不是这个样子的。

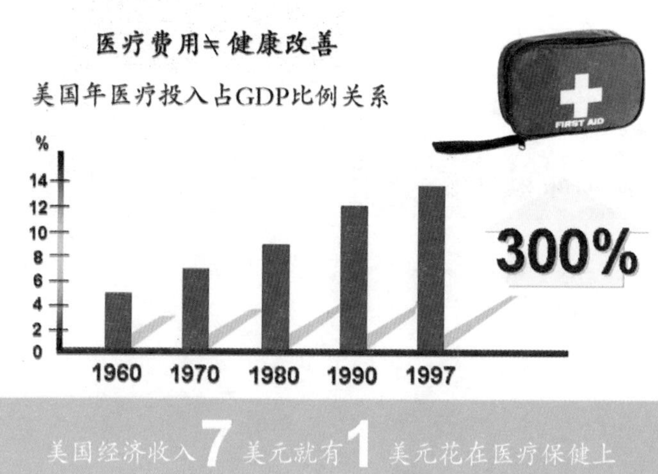

Hyattsville MD, 2000.

上图显示的是美国年医疗投入占 GDP 的比例关系，可以看到，其医疗投入从 1960 年一直到 1997 年每一年都在增加，也就是说美国社会对于健康其实是很关注的，很多国家都是这样，一直不断地在投钱进去，可是美国在这将近 40 年的过程当中，医疗费用增加了 300%，可

是结果怎样？你看，以这个图的统计来看，美国经济收入中每 7 美元就有 1 美元要用在医疗保健上。如果有一天有一个人告诉您，您每赚 7 美元就有 1 美元要拿来看病，拿来维持您的健康，可是很不幸地他又告诉您，您有 1/4 的几率死于癌症，1/3 的几率死于心脏病，请问，您能接受吗？我不能接受，薪水的 1/7 都给你了，但是我还有那么高的癌症死亡率跟心脏病的死亡率，各位朋友，这就是美国社会。我们不能光从外表去看一个社会是否高度发达，从另一个角度我们可以看到，它其实付出了很大的代价来维持全社会的健康，可是并没有找到一条非常可行的路径，原因在哪里？

接下来，我们再来看，医学的进步好像也没有等于寿命的延长，很多人并不太赞同这样的说法，很多人会想，随着医学的进步，人类的寿命的确已经延长了，为什么你说没有延长？其实各位朋友，这是数学问题，是统计学问题，我们感觉到的人类平均寿命延长其实只是一个统计学上的假象，实际上只是婴儿的死亡率降低而已，人类的寿命并没有因此而增加，因为婴儿的死亡率降低，感觉好像人类的总体寿命延长了。

在美国，50 年来 40 岁以后成年人的平均寿命其实是没有增加的，那各位朋友，我们来思考一下这是进步

还是退步？因为那么多的金钱、那么多的人力都投入进去了，结果却是平均寿命并没有增加。

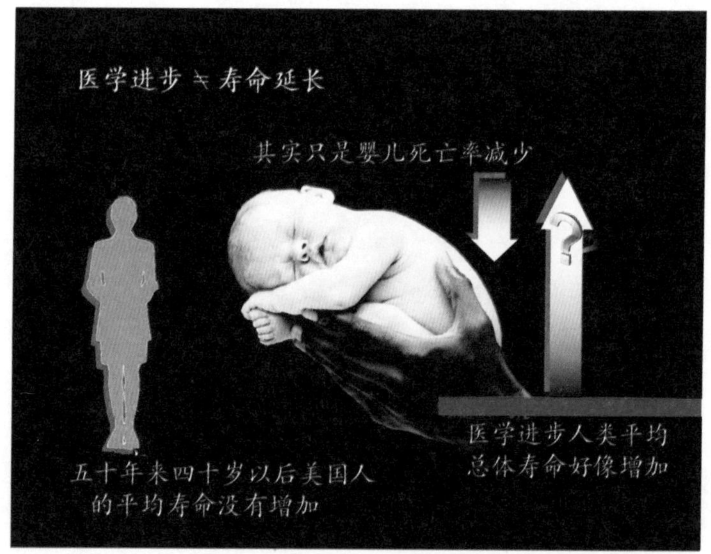

这实质上就是一个很大的退步，我们再进一步来看，长寿必须健康。生命的延长其实也并非等于幸福的保障，为什么？我们来看一下，在中国，平均寿命大概是 71.5 岁，这是中国人现在的健康状况，可是平均寿命其实并不能反映出一个社会的幸福感。为什么这么说？

下面这个数字才是我们需要关注的：中国人的平均健康寿命只有 62.3 岁。那么我们就要问：消失的这 9.2 年到底在哪里？据卫生部研究发现，平均 9.2 年一般的国民是

带病或者是残疾而终的，这是卧床的一个状态，各位朋友，我们努力了一生，愿意在人生的最后阶段是这样的结局吗？谁都不愿意。

寿命延长≠幸福保障

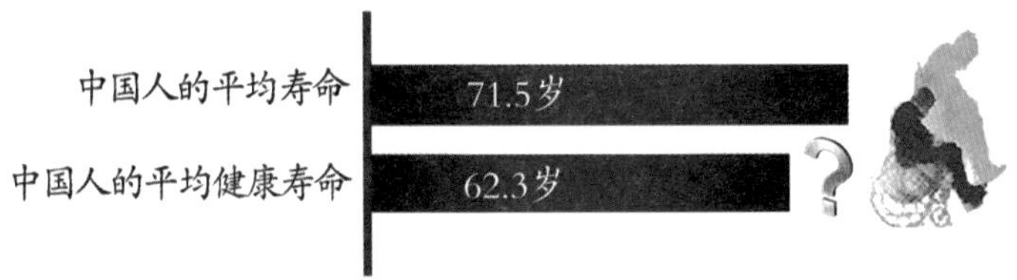

晚年医药费占一生的40%
很大比例在临终前28天花光

长寿必须健康

这其中还有一个更值得我们省思的问题，就是晚年的医药费。一个人晚年的医疗费要花掉我们一生医疗费的 40%，而且很大的比例是在临终前 28 天花光的，我们绝对不希望我们的生涯规划是这个样子的，我们希望什么样的生涯规划呢？是年轻的时候奋斗，有个很好的家庭，到了老年能很好地养老，然后，希望我们的子孙不要为我们的健康而担忧，这才是一个人生涯规划的最理想目标，但是目前我们国家去统计所谓的平均健康寿命，发现事实上很多情况是与此违背的。问题出在哪里？我们现在抛出很多的问题，这些问题不管我们愿不愿意面对，我们都必须去思考，因为我们每个人都要走上这一条路。

下面我们来看一下，中国内地慢性病的现状。

中国内地的慢性病在近几年其实增长得非常快，据卫生部统计，1957 年全国患慢性病的人大概占总死亡率的 23%，这个数字其实并不是很高，但这是将近半个世纪以前的事情。到了 2000 年，死于慢性病的人一下子激增到占总死亡率的 75.2%。各位朋友，这绝对不是一个很低的数字，75.2%，我们要思考，跟我们有没有关系？也就是说，10 个人当中有 7.5 个人可能会经历这样一个

慢性病死亡率快速增长

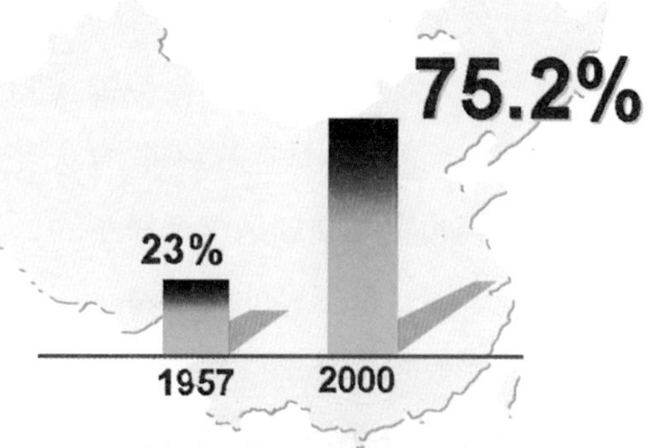

中国卫生部统计慢性病占死亡的比率

中国大陆慢性病现状

过程，绝对跟我们每个人都有关系的，因为比例太高了，谁都不敢保证自己是例外。所以在做生涯规划的同时，这些数字都有助于我们思考：我们要获得一个什么样的人生？

还有，我们必须思考这样一个问题，医疗费用的增加是不是等于健康有所保障。有很多朋友告诉我，他说没有关系，等我老的时候医疗的手段会越来越高明，医疗也会越来越发达，所以等我老的时候，应该可以有一个很健康的老年。我说未必，为什么这么说呢？

我们来看一下美国，很多国家是一直用美国的状况作为标杆的，因为那是一个高度文明的社会，我们发展中国家应该朝那个方向去走；可是我今天举的很多例子都是美国的例子，我们来看看是不是如此。

心脏病是美国十大死亡原因的第一位，3 个人当中有 1 个人死于心脏病；第二位是癌症，4 个人当中有 1 个人死于癌症；可是第三大死亡原因是什么？大家猜猜看，我在还没有看到这个报道的时候，我怎么想都想不到美国人第三大的死亡原因叫做医疗失误，在一个医疗水平这么高的国家，医疗失误居然名列第三大死亡原因。请问各位朋友，这给我们什么样的启发？它告诉我们，其实大家最信赖的医疗不一定是安

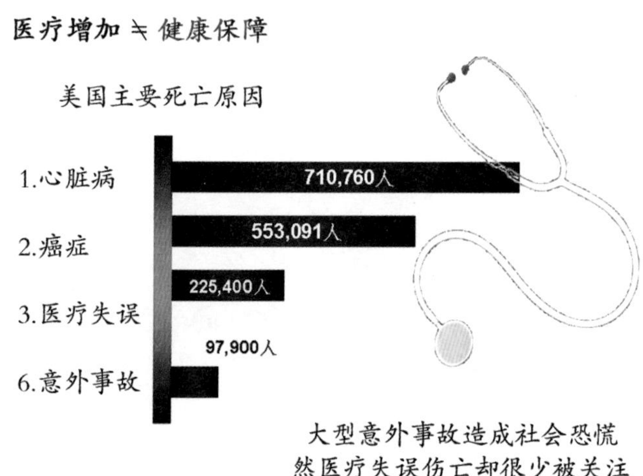

全的。这个启发非常重要，大家想想看医疗事故每年造成美国 225400 人死亡，除以 365 天，你会发现已经超过 600 人，也就是说在美国，每一天就有 600 人因为医疗事故而死亡。在美国，排在死亡原因第六位的是意外事故，通常发生一个重大的意外事故，大家会觉得非常震撼。譬如说哪里有一架飞机掉下来，报纸可能要报道一个礼拜，这个是很大的事故，如果一个事故有三四百个人罹难就是很大的新闻。可是我们有没有想过，您有没有在报章里面看到过医疗事故一天在美国就造成 600 多个人死亡，没有。我们从来没有看过这样的报道。也就是说，

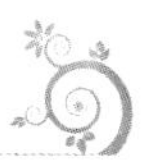

我们对医疗事故的警觉性并不是很高。

据世界卫生组织（WHO）统计，全球有 1/3 的患者死于药物滥用，我们从来也没有对这个数字关切过，可这跟我们有没有关系？有关系，因为医院是我们一生随时都要接触的一个地方。

我们再看看中国国内的状况。

近年不当的医疗纠纷剧增，据卫生部统计，每年因为药物不良反应而住院的病患高达 250 万人，而在这 250 万人当中，又有 20 万人死亡。20 万人这个数字比任何一个重大传染病的死亡人数都高出 10 倍。在座的大家都经历过“非典”，当时每一个人出门都戴着口

不当医疗纠纷剧增

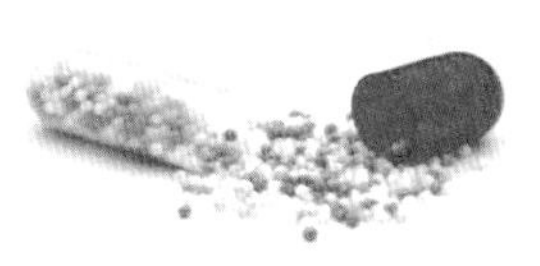

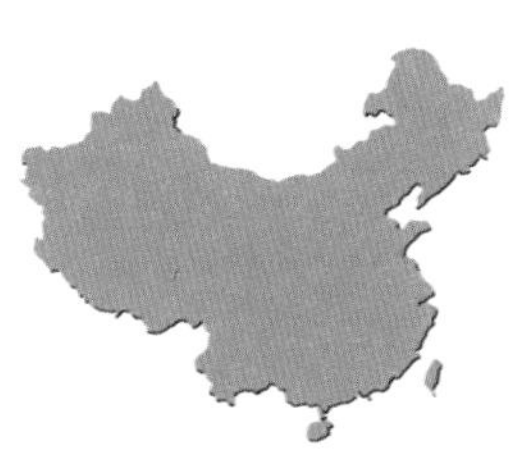

中国卫生部统计
每年因药物不良反应住院的病患
达250万人　约造成20万人死亡

比主要传染病
死亡人数高
10 倍

生病吃药、打针
不应该最有保障吗?

罩，那个时候我也戴着口罩，为什么？因为很担心被传染。可是我们有没有想过，我们这么担心、这么恐惧的一个传染病，居然比药物滥用的死亡率还要少9/10。我们好像从来没有想过这个问题，所以我们常觉得生病的时候，吃药打针应该是最有保障的，可实际上并不是这个样子。讲到这里，我一定要跟大家说明：不是叫大家生病的时候不吃药打针，不是的。其实卫生部统计这些数字，主要是想告诉我们医疗本身有风险，药物本身是有风险的，同时也告诉我们并不是只有依赖药物才可以治好你的病，最主要的是告诉我们不一定要在生病之后才来寻求健康的方案，应该在生病之前就要对自己有健康管理。但是如果我们把它当成生病不看医生、不吃药，那就错了，绝对不是这个意思。所以我一定要跟大家强调这样一个观念：我们不是反医疗的。

有很多专家认为，很多的病是治出来的。

因为医院本身是一个极易交叉感染的地方，再有药本身它有很大的副作用，所以造成了很多因为医疗所产生的一些疾病，这是现在很多发达国家都在省思的一个问题。

很有讽刺意味的是，我曾经看到一个这样的报道：叫做医生罢工死亡率下降。

1973年，以色列医生罢工1个月，那个月全国的死亡率降低50%，这是一个非常有讽刺意味的报道。不止在以色列，在哥伦比亚，医生罢工的2个月中，全国的

医生罢工死亡率下降

1973年以色列医生罢工1个月
死亡率降低50%

数年后哥伦比亚医生罢工2个月
死亡率降低35%

洛杉矶医生抗议医疗保险额下降
而延误医疗
死亡率降低18%

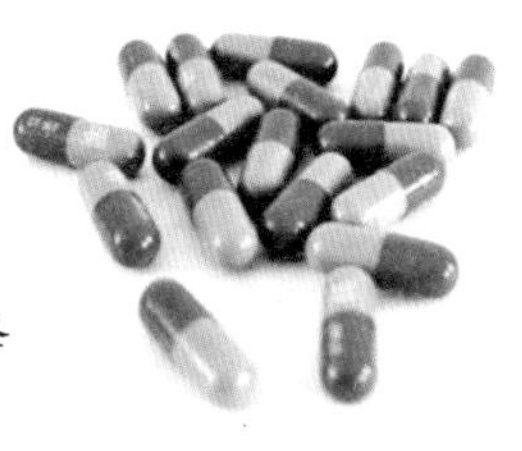

M. Roemer and J. Schwartz, 1981.

死亡率降低35%。而在洛杉矶，医生因为抗议医疗保险额下降而延误医疗，结果死亡率降低18%。延误医疗居然能降低死亡率，这是我们从来没有听说过的，但是即便如此，我们还是这样一个观点，就是医疗对人来说还是正面的，那为什么会有这些负面的报道？我们这些资料来源绝对是有依据的、可靠的，不是随便乱传播的。这个结果是因为人类长期以来忽略医疗本身的风险，始终把健康规划寄希望于医疗，在此只是想提醒大家，这个观点可能有偏差，如果能作一些调整，我们的人生可以非常幸福。

下面这张图呈现的是近代医疗的现状：

1907—1936年美国疾病增长率

第一位心脏病

死亡率增加60%

第二位癌症

死亡率增加90%

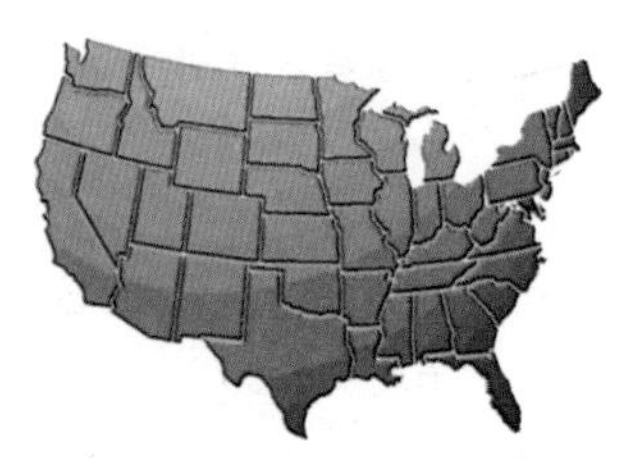

三十年来医疗进步速度 赶不上饮食变革的危害

New York City Health Department

近代医疗现状

这是20世纪初，从1907年到1936年的医疗状况。在将近30年的时间，美国心脏病的死亡率居然提升了60%，而癌症则提升了大约90%，为什么这两个数字在短短不到30年的时间，居然在一个国家里如此快速地增长。这个民族的基因有没有在30年当中发生突变？不可能，它的基因是稳定的，医疗条件也不会差太多，反而会有所进步，可是为什么在30年中患这两种疾病的人大量产生？后来美国的专家发现，近30年来，医疗

进步的速度，远远赶不上饮食变革带来的危害，所以最后点出来的一个原因，就是人类的饮食出了问题，也就是说，我们吃错了。在这 30 年来美国人饮食的改变速度太快了，以至于造成这样一个现状。

从以上的观察我们不禁要问，现代医疗的方向是不是错了？

首先透过追寻问题的根源我们发现，医疗的进步并不等于或者是并没有赶上治疗的进步。什么是医疗的进步？什么又是治疗的进步？各位朋友，医疗的进步指的是医疗技巧的提升。我们想一想，现代医疗在发展的过程当中，是不是一直在强调医疗技巧的提升，包括各种新疗法，各种新的手术手段，或者是什么样的新药物，但是极少提倡治疗观念的提升。那医疗技术的提升跟治疗观念的提升到底有什么不同？

大家要知道，中国的医书里其实已经把这两种概念讲得非常清楚。中国医书讲到，医疗的进步其实是指症状的解除，而治疗的进步则是根本病灶的化解。它引出了两种疾病的观念：第一种叫做症，第二种叫做病。症跟病是两个不同的概念。大家想想看，在我们生病的过程中，譬如说我们头痛，请问头痛是症还是病？是症。头痛的病在哪里，在头吗？不一定。所以呢，请问我们头痛的时候吃什么？

医疗进步

技巧的追求——症状的快速解除

≠

治疗进步

观念的提升—根本病灶的化解

中国医疗倡导——治未病 不治已病

寻求问题根源

您头痛的时候首先想到要吃什么？

有一次，我们在马来西亚跟很多朋友在交流，问起他们头痛时吃什么，他们第一个就讲普拿疼（panado），普拿疼就是止痛药。为什么？因为明天要上班，你今天不把头痛压下去明天怎么上班？所以很多人头痛的时候最先想到的是止痛药。各位朋友，请问我们怎么面对疾病？我们在面对疾病的时候，好像只想到怎么把症状解除，对不对？我们对于疾病的根源其实并不是很关心的，请问这样的人生态度对我们有没有负面的影响？肯定有的。你看，我们的身体一发生问题，一有疾病，我们就急着把症状给解除，譬如说我们家里装了防盗器，如果防盗器的警铃响了，请问我

们是去抓小偷还是把防盗器关掉？很多朋友说那当然要去抓小偷呀，怎么能去把防盗器关掉呢？可是我们对待自己身体的行为就不是如此。头痛是警报器，我们吃止痛药，其实就是把警报器关掉，有时我们并不太在意它的病根到底在哪里。所以中国人讲的俗语真的是非常有哲理，他说头痛医脚，脚痛医头。为什么？因为他要把病根找出来，头痛的病根很有可能在脚上，这种观念所指导的人生态度，其实对我们是很有帮助的。

各位朋友，我们再来思考一下，夫妻两个人吵架了，常常大吵三六九，小吵天天有。请问夫妻吵架是症还是病？是症，那病因在哪里？绝对不在吵架的那一个话题上面，那么怎么解决吵架的问题，就是要去思考病根在哪里，如果我们不把根本的原因找出来，很有可能我们要做症状解，最简单的症状解是什么？离婚，离婚就是症状解。所以，我们不要小看这个观念，在我们人生的每一个决策过程当中，这个观念都会影响我们。我们在头痛的时候选择吃止痛药，而当夫妻面临吵架的时候，我们也很有可能选择离婚，当然这只是一种可能性。

所以我们再进一步地思考，请问癌症是病还是

症？蔡礼旭老师曾经说过，癌症是忠臣，不要把它看成叛军，可是我们常常把它看成叛军，因为我是学生物工程的。我看过一本书叫做《基因叛变记》，因为很多的生物学家把癌症看成是基因叛变，其实它不是基因叛变，基因叛变不是这个样子的，准确地说它应该叫基因劝谏，我们现在往往把劝谏当成不好听的话，其实是忠言逆耳、良药苦口，这才是事实的真相。所以癌症其实是症不是病，我们把它切掉并不一定能解决问题，但是你说不切掉行吗，我们现在理解的，叫做标本兼治，是大家比较可以接受的方法，确实需要标本兼治，而不是把它切掉就完事了。切掉了，如果我们不改善我们的饮食，不改善我们的生活环境，不改善我们的情绪，可能在几个月之后它还会再长出来。

我曾经看过一本书，这本书的作者是一个脑神经外科的医生，他有二十几年的临床经验。有一天他发现自己得了大肠癌，我们来想一想，一个脑部外科手术专家得了大肠癌，请问他会选择什么样的治疗手段？一般的人认为他当然是接受外科手术了，因为他自己做外科手术做了二十多年，他应该更信赖外科手术。但是答案是相反的，他选择不做外科手术，也不接受化疗和放射性

治疗，大家有没有觉得很奇怪，他选择的是一个特殊的做法，就是彻底改善他的生活，彻底改善他的脾气，彻底改善他的饮食。结果两年多之后，他再去化验，发现癌细胞全部没有了，于是他写了一本书，这本书在台湾有出版，在大陆我不知道有没有，大家可以到网站上去看，这本书叫做《感谢老天我得了癌症》。大家一定觉得很奇怪，得了癌症应该是全世界最倒霉的事情，为什么他会感谢老天让他得了癌症，因为他在书里面就说道：如果我不得癌症的话，我不会改掉我的坏脾气；如果我不得癌症的话，我不会知道我的生活其实是错的，我不会知道我的作息是错的；如果我不得癌症的话，我现在还沉迷在应酬交际当中，可能我的家庭都已经破碎了我还不知道。所以他说：因为癌症让我省思到要去改善我的人生、改善我的生活、改善我的饮食、改善我的脾气。所以，癌症变成了他的什么？贵人！成了改变一生的一个契机。

各位朋友，各位老师，各位校长们，人生就像玩牌一样，当然，也许这不是个很好的比喻。重要的不是你能否拿到一副好牌，而是你能否把一副烂牌打好，也就是说，我们的人生遇到某种困境，其实并不是最可怕的，最可怕的是我们没有能力去面对这个困境。

当然，要有能力去面对，就必须转变我们的观念，转念去面对它，并且去接受它，然后去改变自己。那我们怎么样才能具备这样的能力呢？通过学习传统文化，我们就会有这样的能力。我们中国传统的医疗观念倡导的是“治未病不治已病”，这个未不是胃部的胃，是指还没有发生的病。我们刚刚看到的这些统计数字，再回来看看传统中医所站的高度，我们会非常佩服我们老祖先的智慧，我们的老祖先从来不处理已经发生的这些错误，而把注意力集中转移过来处理还没有发生的问题。这无论对企业、教育界，还是对任何一个行业，都有莫大的启发。

下面是我从中国的古医书《金匮要略》里面抄来的一段话。

它说：“上工救其萌芽，下工救其已成，救已成者，用力多而成功少。”这告诉我们什么呢？这个上工，指的是医疗专家、医学家、医生，就是最高明的医生。治疗什么呢？萌芽。比较差的医生治什么呢？已成。在中国历史上，有一个非常有名的医学家叫扁鹊，大家都听说过，扁鹊很有名，他是可以做外科手术，并且药到病除的。可是，有一次，扁鹊在和别人谈起他家学渊源的时候却说：其实我二

哥的医术比我还厉害。各位朋友，你知道他二哥是谁吗？那个人就觉得很奇怪，他说你二哥我们从来没听说过，为什么你觉得他的技术比你要好？扁鹊就说，因为我的二哥在人患小病的时候就能把他治好，不会让他拖成重病；而我是专门治重病的，因为人在生小病的时候我还看不出来，他才会变得这么严重，所以我专门处理大病。接下来扁鹊又说了，其实我大哥的医学能力比我二哥还要强。那个人就懵了，就问你大哥是谁？扁鹊就说我的大哥有种能力，就是在一个人还没生病之前，只要看他走两步路，看他的生活习惯，看他平常吃什么，平常的脾气怎么样，就可以预言他 30 年后会得什么病。所以我的大哥通常就会告诉这个人，你要改脾气；或者会告诉这个人，你要多吃蔬菜。然后，这个人在 30 年后就可能避免一场疾病的袭击。各位朋友，这个故事给我们什么启发？哪一个人的医术最高？大哥医术最高对不对？可是哪一个最有名气？医术最差的那个人最有名气。各位朋友，这个历史故事有没有给我们很大的启发？一般人容易相信最有名气的人，可是他往往未必是最有能力最有眼光的专业的人员，从外表上来看，并没有办法看出一个事物的

实质。对我们做教育的人来讲，请问我们要选择哪一条路？当然是上工的路。

各位老师，各位校长，你们所选择的职业就是上工的职业，为什么？这一次好像也有监狱的干警代表来参加，因为我们跟海口监狱做过长期的文化课程交流，他们常常有一些干警来参加学习。有一次跟他们做交流的时候，有个干警说了一句让我很受启发的话，他告诉我，监狱其实就像一所学校，它们是什么样的学校，是社会最后一道防线的学校，他们在救的是已成。而现在我们国民教育的学校在救的是萌芽。所以各位朋友，这位干警告诉我：如果我们这个社会不把钱拿出来盖学校，就要把钱拿来盖监狱。我听了之后非常感动，因为他们在社会的最末端看到了这么多痛苦的人生、这么多失败的案例，究其原因，是因为在他们萌芽阶段没有受到好的教育，如此而已。那些犯人的本质并不坏，只是因为在萌芽阶段没有受到好的教育而已，所以我们的社会应该倡导一个方向，就是大家尽量去做救萌芽的工作，不要去做救已成的工作。救已成的工作也许名气会很大，而且大家看到效果好像也很好，可是对一个人来说已经太晚了。如果我们要有这样的眼光的话，我们对自己健康的管理可能会做

得更好，所以现在国家也在提倡从疾病的治疗转为健康的保健。

2001年中国用于医疗的费用占GDP的比例

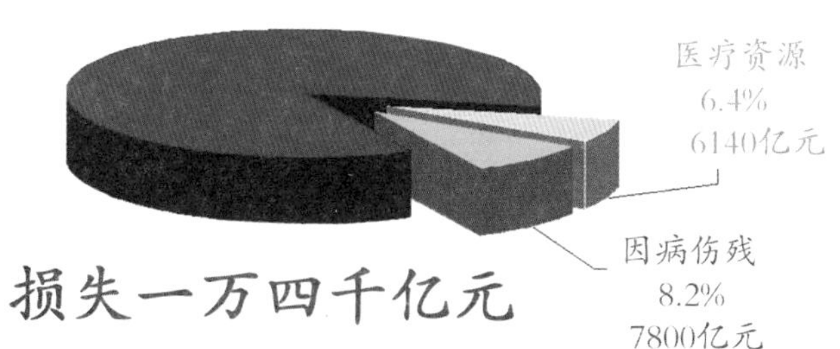

预估在疾病预防上投注1元
可省下8.5元医疗费与100元抢救费用

从疾病治疗转为健康保险

在上图中我们可以看到用于医疗的资源在2001年的时候占国民生产总值的6.4%，也就是占了6140亿元，而因病伤残的所占费用居然高达8.2%，达到7800亿元，所以总额加起来，因为疾病所导致的整个国民生产总值的损失居然高达14000亿元，现在全社会都在致力于经济的发展，我们要思考的第一点是我们的健康状况如何，接下来我们还要思考我们要拿出多少国土的成本，和多少健康的成本来换取国民生产总值的增长，不能只求账面上的好看，我们还要实质上的好看。最近我从网络上

看到一篇中共中央党校的一位经济学博士写的文章，看了之后非常难过，因为他列举了很多的资料说明目前我们的社会经济发展可能正在赔掉我们的国土资源，正在赔掉国民健康的资源，还要赔上我们空气的质量、水的质量等等，以此来造就经济的增长。作为一名人民教师，我们的眼光还应该有我们的高度，要站在20年后、30年后甚至100年后来观照这个世界，因为十年树木，百年树人，卫生部就有专家提出来，如果我们肯在疾病的预防上投入1元的话，就可以节省8.5元的医疗费用跟100元的抢救费用，这对全社会的经济有非常大的帮助。记得有一次我在课上谈到这个概念的时候，下课之后，就有一个做高科技产业的企业家，说这个概念跟他在生产线中的观念本质上是一样的，他说在生产线上如果花1元去做预防监控的工作，可以省掉因为失误而造成的严重生产损失，目前，有很多企业已经把这样的概念用在操作他的经营系统。那么我们来想想看，我们做老师的，其实也是在经营一个产业，我们有没有想过，老师生产什么产品？毕业生。每年都有许多学生从学校毕业，他们都是我们的教育所生产出的产品。各位老师，我们希望这些产品的效果怎么样？当然不希望他被退货对不对？所以我们在教学的过程当中，就要去运用上面所讲的观念，这些都是从健康中引发出来的。

欧尼斯特·怀德博士统计

美国健康基金会 (American Health Foundation)主席、著名流行病学家

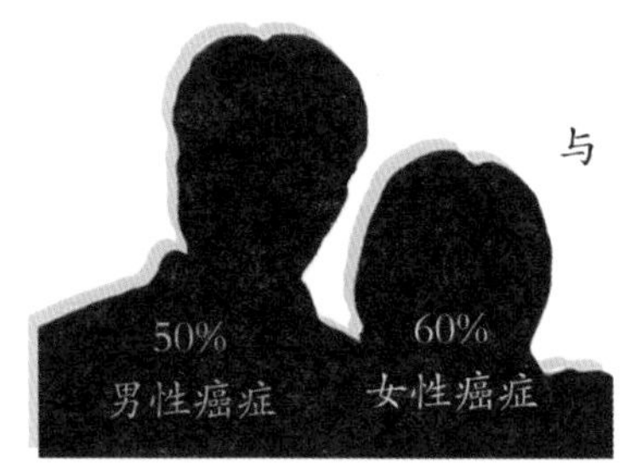

与 营养过剩 有关

预防癌症最简单之道
就是不要吃太好

我们说，其实疾病是可以避免的。怎么避免？

在美国有个很著名的流行病学专家，也是美国健康基金会的主席，叫做欧尼斯特·怀德，他就曾经做过这样一个统计，他说大概有 50%的男性癌症跟 60%的女性癌症患者跟营养过剩有关。各位朋友，我们听到这样一个统计数字，心里面得到什么启发？这绝对不只是一个统计数字而已，我们看了之后对我们的生活一定会有警示，这样一来，他做这样的统计才有意义，我个人的感受是：要得到健康，要避免癌症其实也没有我们想象的那么困难，最简单的办法就是不要吃太好，尽量吃差一点，为什么？因为人家已经讲了 50%以上的癌症跟营养过剩有关。各位朋友，不要吃太好，容不容易？我不敢讲很容

易，因为至少当我们面对美食的时候，我们会告诉自己下一次再说，这是什么心理？侥幸的心理，侥幸会让我们觉得我绝对不会那么倒霉。各位朋友，我们看了那些数字，应该在这个时候让我们提起什么警觉心才对？人生的幸福在哪里？人生的幸福绝对不在10年后，我们总在想10年后、我退休之后再说吧！不是的，人生的幸福就在于当下的每一个决定，请问各位朋友，你现在的决定是什么？你当下能做决定吗？当然可以，当下你可以决定我是好好地听课，还是打瞌睡？这是我们的决定，也就是说，我们人生每一刻都在做决定，而我们每一刻的决定都在做积累，什么积累？幸福人生的积累。如果我们每一刻的决定都是对的，我们幸福的人生就唾手可得；如果我们每一刻的决定都是有偏差的，或者是心存侥幸的，那么很有可能我们的人生已经在往错误的方向走了。

据WHO公布的数据，2000年全球死于营养过剩的人数首次超过营养不良的人数，各位朋友，这个是科学术语，我把它说得通俗一点，就是说在2000年的时候，WHO统计全世界的死亡率，探究死亡原因时，发现其中撑死的比饿死的还要多。各位朋友，这是正常的吗？当然不正常，这是一个非常令我们忧心的状况，为什么会产生这个状况，就是因为我们对饮食没有节制，“对饮

食，勿拣择，食适可，勿过则”。这是《弟子规》中的教诲，如果这句话真的能做到，你可以避免 50%得癌症的几率，所以《弟子规》确实不能等闲视之，它背后有非常深厚的科学底蕴，因为我们这些数据都是科学数据。

美国国家癌症学会就建议，如果美国人能保持低脂肪的饮食习惯，就能够降低 50%—90%罹患癌症的几率；如果不幸得了癌症，如果能坚持采用低脂肪的饮食习惯则能够降低 35%—40%癌症患者的死亡率。各位朋友，看到这些数字我们感受到什么？低脂肪的饮食确实太重要了，我们要吃低脂肪的食物。所以今天下课以后，大家会到超市里去买牛奶的时候就买脱脂牛奶对不对？很

美国国家癌症学会

National Cancer Institute 建议

- 美国若能保持低脂肪的饮食习惯
  则能……

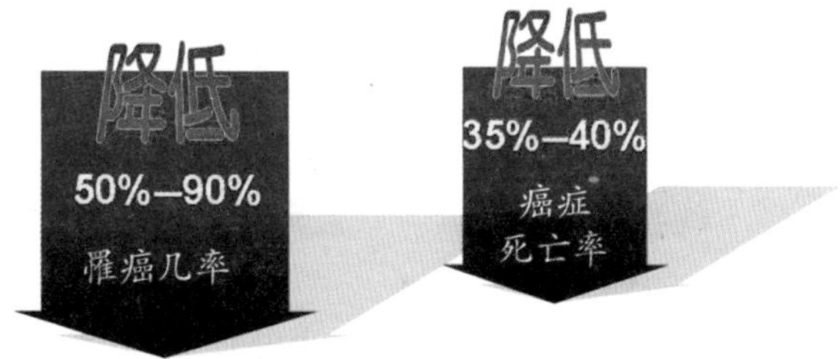

何谓低脂肪饮食？

多人都会这样想，这个就叫做低脂肪的饮食，买肉的时候就买精肉，把肥肉去掉，因为这也叫低脂肪的饮食。各位朋友，其实这些都是我们认识上的误区，因为从我们营养学的角度来看，绝对不是把食物当中的脂肪拿掉就叫做低脂肪的饮食。所谓低脂肪的饮食在营养学中是指植物性的膳食，植物性的素食，什么是高脂肪的饮食？就是动物性的膳食，无论您把里面的脂肪拿掉多少，它都叫做高脂肪的饮食。因此，所谓低脂肪饮食，所说的其实是天然植物性的膳食。

我们来看，另外一个非常有名的健康调查报告叫做《中国健康调查报告》。

康奈尔大学坎贝尔教授

- 中国人饮食研究 1981—1987年
  —— 样品：65个县×100人=6500人
  —— 7年连续追踪调研

在中国•饮食中脂肪越少、吃得越素的地方：

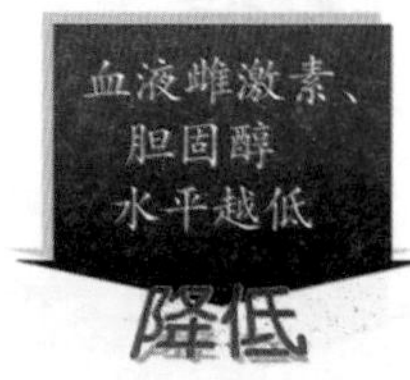

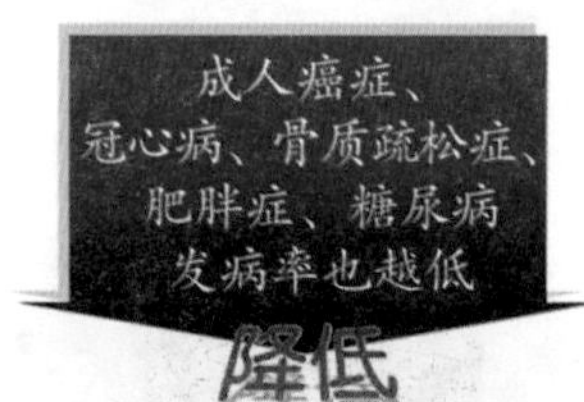

本报告获得中国卫生部科技进步一等奖

中国健康调查报告

美国康奈尔大学有一个叫坎贝尔的教授，他曾到中国来做饮食研究，从 1981 年到 1987 年总共做了 7 年的时间，他在中国找了 65 个县，每一个县找了 100 个人，做了 7 年的抽血化验，结果通过对这 6500 个人连续追踪 7 年的研究调查，他发现，在中国饮食当中脂肪越少，也就是吃得越素的地方，人体血液中的雌激素、胆固醇的水平越低。而且吃的越素，蔬菜、素食吃得越多，肉吃得越少的地方，癌症、心脏病、骨质疏松症、肥胖症、糖尿病发病率也越低。为什么他当时要到中国来做这个健康调查报告，因为当时的中国比较贫穷，吃蔬菜、水果比较多，吃肉比较少，所以他能得到这样的结论，这是 20 世纪 80 年代的事情。

可是曾几何时，我们国家在经济发展的过程中人民健康的状态也在慢慢改变，北京协和医院曾经做过这样一个调查：

在北京，1999 年罹患癌症的人数比 1955 年居然增长了 5.2 倍，这是北京协和医院的调查报告显示出来的，我们可以明显看到癌症的增长率，这其中据专家分析可能是跟肉食的增长有关，就是肉吃得越来越多，导致癌症的增长率也一直增加，这是从饮食的方向来思考的。他们还把大肠癌的这个案例抽出来做独立分析，结果发现在 20 世纪 70 年代以前，北京市，

中国人健康状况已悄悄变化

- 北京协和医院调查

——北京市罹癌率1999年为1955年的5.2倍

罹癌率升高与肉食增长成正相关

北京市罹大肠癌比例状况/10万人

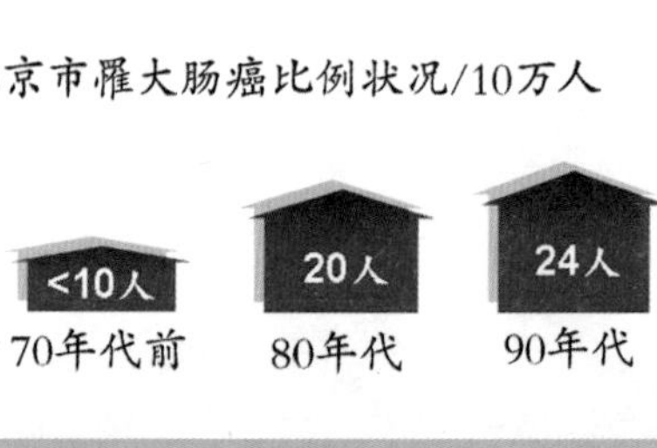

中国人健康状态转变

10万个人当中得大肠癌的人大概少于10个，可是到了80年代，居然增长到20个，到了90年代增长到24个。各位朋友，请问，到2000年的时候增长到多少，答案是60个，各位朋友，我们要很冷静地来看这个图，请问这个图像不像我们国家的经济增长率？像。像不像我们国家的离婚率？像。像不像我们国家的犯罪率？像。各位朋友，当一个社会出现这样一个曲线的时候，我们要很冷静地来思考，为什么？因为很可能我们在赚了钱的时候，赔掉的是我们的什么？第一个是我们的婚姻和家庭幸福；第二个是我们的健康；第三个是我们的社会安全，

我们愿不愿意？这三样是我们用经济增长可以换回来的吗？各位朋友，讲到这里大家不要又误会了，认为这个老师说我们不要去搞经济增长。各位朋友，人生能不能做到两全其美，能不能既保证经济增长又兼顾身体健康，又兼顾家庭幸福，又兼顾社会安定，可不可以？我相信是可以的，是绝对可以做得到的，如果真的做不到的话，我们一生的努力就是没有基础的！我们国家现在提出的所谓的和谐社会，提出的所谓科学发展观，提出的节约型社会，其实都是在往这个方向走，它们是可以操作的，可以落实的，绝不仅仅是一句口号。我们之所以落实不了，是因为我们对于科学发展的认识需要再提升，因为像刚刚我们说的这些数据的提供者其实不是很专业的人士，他们是很少去思考这方面的问题的，而这些问题跟我们每个人的生涯规划都有着密不可分的关系。

下面我们来看一下中国内地现在的健康状况。

目前据有关部门估计，中国内地有两亿的人超重，有 1.6 亿人患高血压，有 2000 万人患糖尿病，另外还有 2000 万人是空腹血糖受损者（见中国慢性病报告，2006 年）。一个国家的国力如何展现，绝对不能只看经济，还要看什么？国民的健康状况，还要看社会稳定，以及国

民的整体素质，国力并不是某个单一的因素，它是诸多因素的综合，所以我们千万不能忽略对健康的管理。

下面我们来看一下国际上关于大肠癌所做的一些研究：

大肠癌在日本，是比较少的，日本的女性大肠癌死亡率大概每10万个人当中有7个人。而反过来看日本的饮食习惯，我们可以发现她们每天所吃的肉量大概是30克左右；而到了英国每人每天的食肉量提高到197克，结果大肠癌的死亡率提升到每10万人中有20个人；到了美国则增加到每人每天280克的食肉量，结果死亡率增加到每10万人中有30个人；最后，新西兰食肉量是

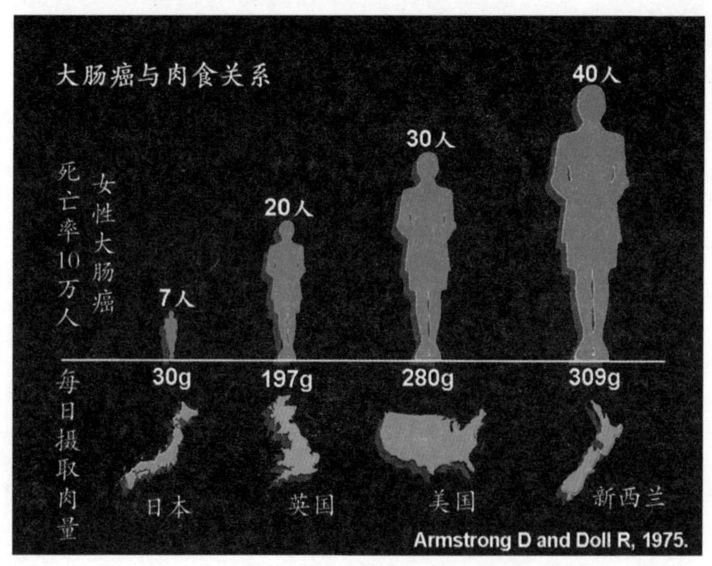

最多的，309 克，而他们的大肠癌死亡率也增加到了每10 万人中有 40 个人。这是我们从科学的分析中看到的一个现状，那为什么会是这样子？

在爱尔兰，有一个医师丹尼斯·勃凯特博士，他终生都在研究大肠癌，他分析说，其实大肠癌的发病跟食物通过大肠的时间是有关系的。

如果我们所吃的东西是高纤维的食物，什么叫高纤维的食物，就是蔬菜、水果等含有纤维素的东西，它们通过我们整个消化道的时间大概是一天的时间，24 小时左右就会排出来。

可是如果我们所吃的食物，是所谓的低纤高脂的

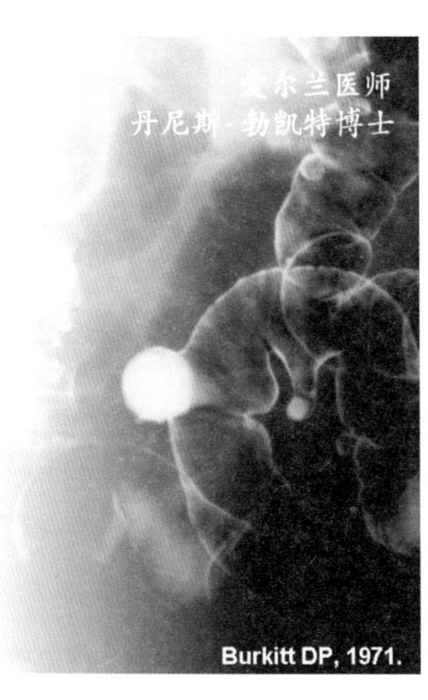

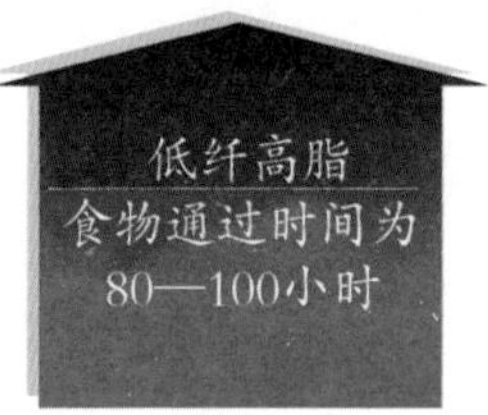

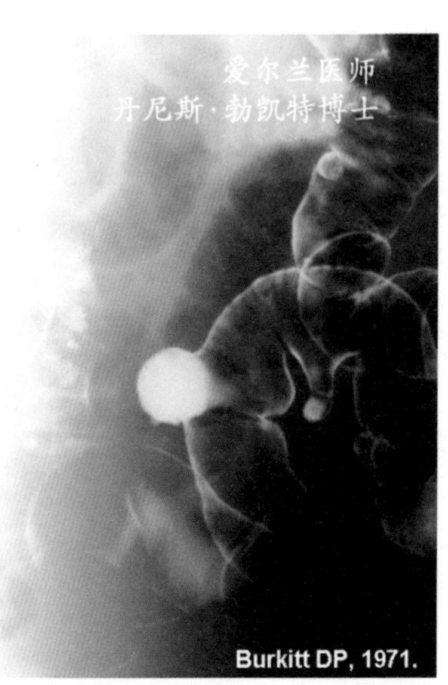

时间延迟

低纤食物滞停时间长
增加肠黏膜与致癌物接触

食物，那么它通过大肠的时间就会延长到 80—100 小时。各位朋友，这是什么概念？80—100 小时，大概是 4—5 天，因为肉类里面是没有纤维素的，只有植物的食物才有，也就是说我们如果忽略了吃植物性的膳食，以动物性的膳食为主，动物性的膳食在我们肠道里面堆积的时间会比较久。

各位朋友，这样对我们好不好？丹尼斯博士就针对这一点去做研究，他发现肠道里堆积食物时间过久坏处非常的多，为什么？大家可以先去想象，您把一块肉放在常温中保存，就是现在这样的天气，请问多久会臭掉？放在常温中一天就臭的肉，我们居然把它在肚子里

摆几天？我都不敢想，摆 4—5 天呀，那请问我们的肚子会不会觉得非常难受，肯定会的，因为它摆在肚子里面 4—5 天，大肠一直在吸收水分，而这些水分，也就把肉类所代谢出来的一些毒素一起给吸收进去了，所以，要是我们年复一年都是这样在对待我们的身体，我们的身体细胞会不会来劝谏我们？有可能，它很有可能就会说，主人我实在是受不了，最后的结果可能就会得癌症。丹尼斯博士发表的很多文章都在阐述这个道理，这个是需要我们去省思的问题。各位朋友，我们千万不要忽略了，植物性膳食的摄取对我们的健康其实是蛮有帮助的。

我们来看骨质疏松症：

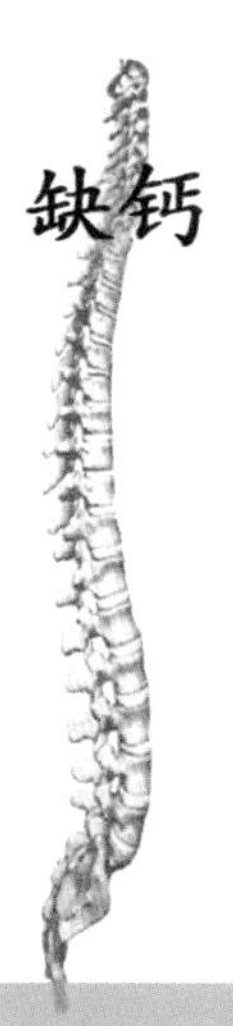

骨质疏松症探索

另外一个问题，在医学里面，大概 50%—75%的骨骼组织流失，我们就称为骨质疏松。而一般，在医学里面都告诉我们，为什么会有骨质疏松，因为缺钙，可是各位朋友我们来想一想，缺钙？一个人到底为什么会缺钙？

我们来看下面的图片。

研究显示，吃得比较好的国家，其成年人的骨头比较弱，譬如说像欧美诸国吃得很好。可是经科学研究发现，其实欧美人的骨骼并不是非常强壮的，这是很讽刺的事，而吃得比较差的国家，反而骨头比较强壮，那我们来思考这是什么原因？

难道钙吃得越多骨骼越强壮吗？答案是否定的，为

研究显示

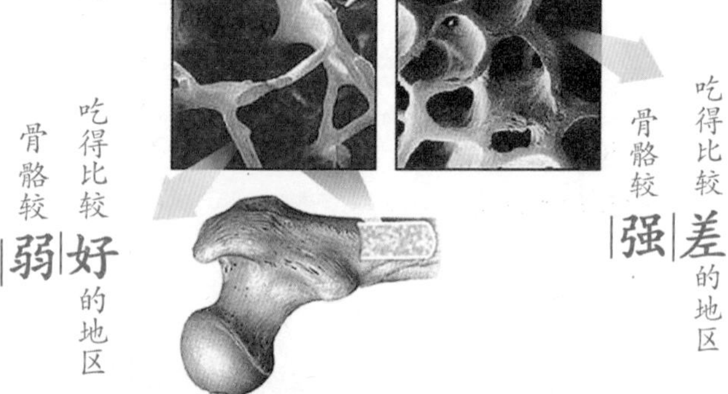

Frassetto LA, Todd KM, Morris C, Jr.,et al. 2000.

骨质疏松症探索

什么？因为吃得越好的国家的人，摄取的钙质的量，应该是最多的。吃得比较差的地区的人，摄取的钙的量其实比较少。可是吃得比较好的国家，反而骨骼比较差，也就是说他摄入的钙质虽然很多，可是骨头并不健康，吃得比较差的地方的人摄入的钙质很少，可是他的骨头反而比较好，为什么？问题不在于我们吃进去多少钙，而是实际上留住了多少。我们来看一下：

研究显示，在我们吃进动物性蛋白 3—4 小时之后，会有很多的钙从尿液当中流失掉，这才是我们要去关注的问题。所以问题不在于吃进多少钙，而在于我们能让钙在体内保留多少。我们来看一看，为什么吃肉之后，3—4 小时后会有很多的钙质从尿液当中流失。

研究显示

当摄入动物性蛋白
3—4小时后...
有更多的钙从
尿中流失

Hegested M, Schuette SA, Zemel MB,et al.1981.

因为我们吃进去的肉属于酸性的食物，而酸性的食物吃进去之后，由于我们人体的体质是弱碱性的，弱碱性就是中性偏碱，而弱碱性的体质，在遇到酸性食品的时候，就需要去平衡中和我们的体液，此时身体会从骨头里面抽出钙质来平衡体液，因为钙质是属于碱性的。

所以，吃肉的时候虽然可能补充到某一些钙质，其实肉里面的钙质很少，但是它需要让身体牺牲非常多的钙质来平衡酸性的体液，这是一个赔本的生意，也就是说，骨头当中的钙反而会因此流失掉。

所以只要我们平常摄入的动物性蛋白不过量的话，人体中钙的需要量其实是很少的。

钙不在吃进多少　而是留下多少

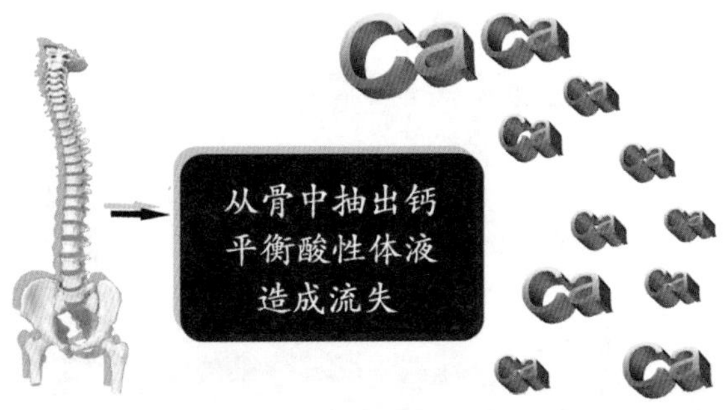

Hegested M, Schuette SA, Zemel MB,et al.1981.

如果不是吃很多肉的话，其实是不需要补钙的，随着自然的食物摄入，人体自身就可以维持非常好的钙质平衡，所以我们的老祖宗没有发明补钙的产品，可是他们的骨头其实还是蛮不错的，很多年迈的人都还可以到田里面去劳动。

还有另外一个疾病叫做糖尿病，因为我们国家有2000 万糖尿病病人，还有另外的 2000 万人是空腹血糖受损者，我们来看一下：

在美国有一个医生，他挑选了 3000 多个有糖尿病危险，也就是空腹血糖受损的人，他们并没有得糖尿病，但是他们的血糖已经比较高了，把他们分成三组。第一组叫做对照组，对照组接受一般美式的膳食，也就是低纤维高脂肪的膳食，同时让他们服用安慰剂——一种并不是治疗糖尿病的药物，他就让他们吃这个东西，所以叫做对照组。实验组则分成两组，第一实验组也是接受一般的美国式膳食，可是让他们吃治疗糖尿病的药。第二实验组，让他们接受低脂肪高纤维的膳食并进行运动，就是进行干预式的一个实验，干预就是让他们改变饮食，以及做适量的运动，改变他们的生活习惯，但是没有让他们吃药。这一组很特别，他们不吃药，吃的是低脂肪的膳食，也就是吃蔬菜、天然的植物性膳食，结果三年后一比较，他发现

挑选3234名有糖尿病危险的非糖尿病患者

对照组	实验组	
接受一般膳食并服用安慰剂	接受一般膳食并服用糖尿病治疗药物	接受低脂肪膳食并接受一些锻炼

三年后罹患糖尿病比例与对照组相比

	减少 31%	减少 58%

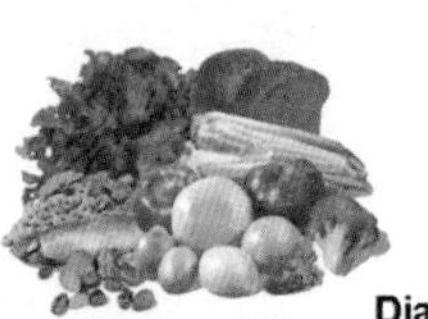

Diabetes Prevention Program Research Group, 2002.

这个实验组中，吃药的这一组比起对照组得糖尿病的人减少了 31%，什么意思，就是说这个药确实有效，所以避免了 31%的人得糖尿病。可是吃植物性膳食的一组却比对照组减少了 58%，他们没有吃药，就减少了将近六成，他们改善的只是饮食，同时让他们做些运动。所以我们国家的一些医疗专家，他们在看到这些报道的时候，就发出呼吁：其实治疗糖尿病并不困难，记住两句话：管住嘴、迈开腿。各位朋友，这两条容不容易做？可能对很多人来讲都很困难，可是一旦我们想到糖尿病会造成眼睛失明、会造成截肢、会造成种种并发症的时候，我们就会宁愿管住嘴、迈开腿，因为谁都不愿意失

明、不愿意截肢，这很关键，它证明了素食是我们健康的另外一个可靠保障。

再来看心脏病的威胁：

每24小时

约有3000名美国人心脏病发作

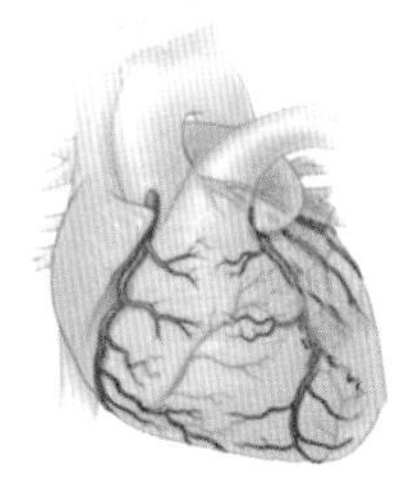

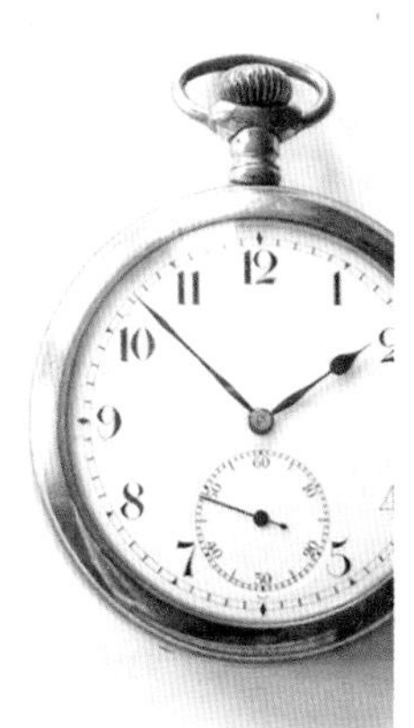

National Heart, Lung and Blood Institute. 2002.

心脏病的威胁

在美国，每 24 小时就有 3000 人心脏病发作。这是一个非常惊人的数字。我们来看一下人为什么会得心脏病?

从下面的图片上我们看到的这条血管就像是一条河流，而这条河流在流动的过程当中，如果我们吃进去很多动物性脂肪，动物性脂肪会转成不好的胆固醇，积累在我们的血管壁上，而这个血管壁就会渐渐地被堵住，本来您的血管壁是很有弹性的，现在变得没有

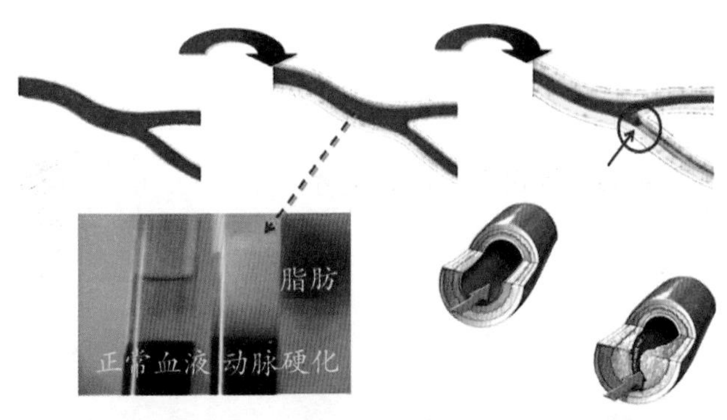

心血管疾病

弹性，变硬了，也就是我们常说的动脉硬化，血压就会升高了。如果这个时候我们还不警惕，还不改善我们的饮食，那么到最后我们的血管会彻底地被堵住，而彻底堵住之后血就流不进去了。在实验室里面，我们将动脉硬化病人的血液抽出来之后，跟正常人的血液做比较，把抽出来的血静置，静置之后，血液里面会有血清跟血浆两个部分，血浆的部分会沉淀，而血清的部分会呈现透明的褐色；而动脉硬化的病人，其血液血清的部分所呈现的就不是透明的褐色，而是像果冻一样，非常黏稠。

那么如果这个黏稠的东西，让它继续在我们的血液

发生于心脏

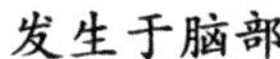

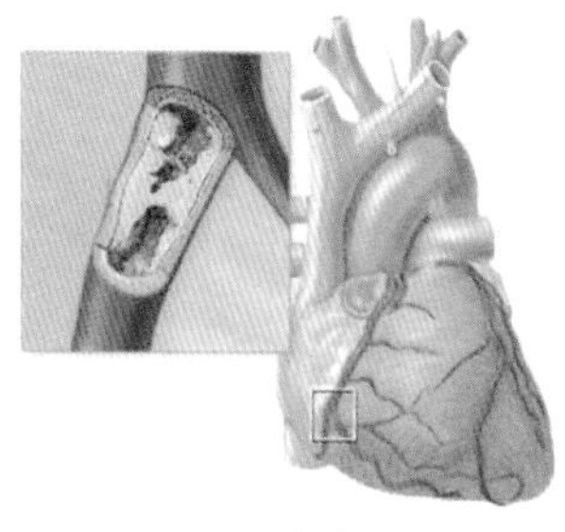

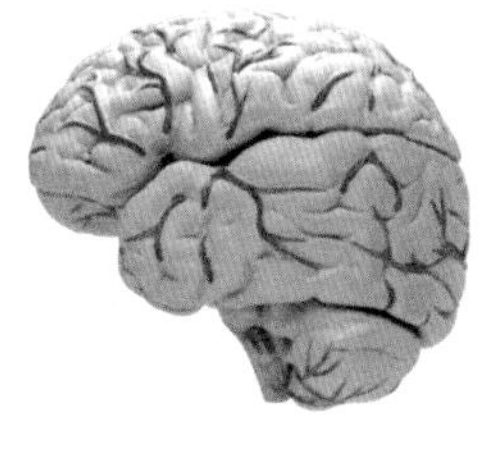

心脏病　　中风

血管阻塞

当中存在的话，它就会阻塞我们的血管，如果阻塞的地方发生在心脏的话，我们叫做心脏病；如果阻塞的地方发生在脑部，我们叫做中风。所以这两个疾病它是一体的两面，都是因为血管的阻塞所造成的。血管为什么会阻塞？大部分的原因都是因为饮食的结构不正常，动物性的膳食比较多、比例比较大而造成的。

所以现在美国也一直在提倡吃植物性的膳食，就是请大众要多吃蔬菜水果、吃素，而不要吃动物性的膳食。我们今天能跟大家分享的时间大概只有 3 小时，在我个人所收集的这些信息当中，有一个片子是 17 小时的，也就是说人的身体得病跟饮食其实是有很密切的关联的，但是今天没有办法一一跟大家说明，譬如癌症里面就有很多与饮食有关，这个我今天都没有办法讲，另外，还有结石病、自体免疫性疾病，我都不能跟大家分享，只能很简要地跟大家分享容易致病的体质，然后让大家可以比较融会贯通地去思考这个问题。

长期错误饮食导致体质衰弱

举两例说明

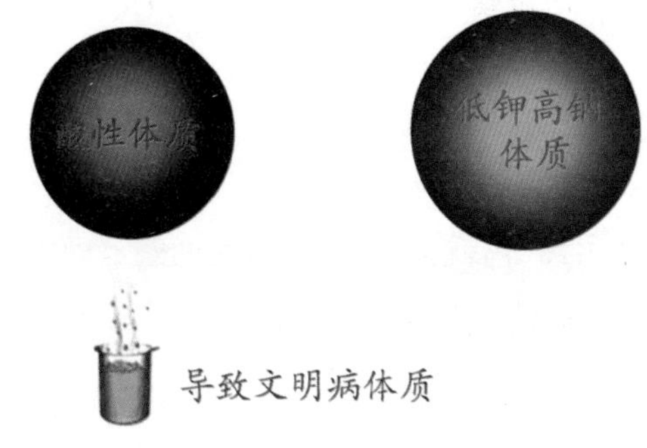

认识致病体质

在医学上讨论有两种体质：一种叫做酸性体质；一种叫做低钾高钠体质。这两种体质都是医学上用来探讨造成文明病、富贵病的体质。那么我们来看一下什么叫做酸性的体质：

酸性体质为什么是百病之源？这里有一个酸碱表，右边靠近绿色的地方是碱性的；左边靠近浅黄色的地

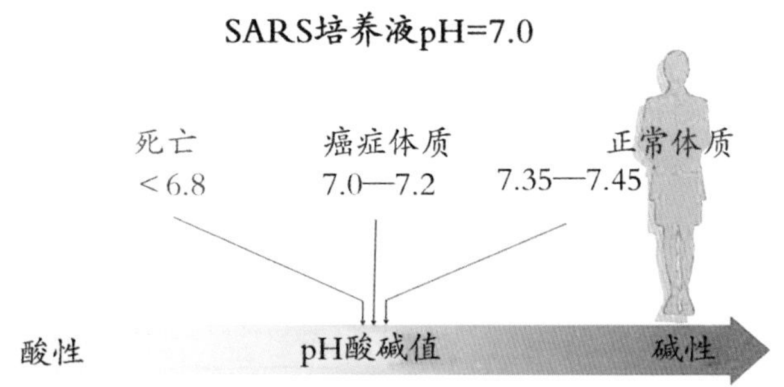

酸性体质是百病之源

方是酸性的；而从0—14来看的话，中间7的地方代表中性。人体的正常体质是介于7.35—7.45，也就是中性偏弱碱的体质，这是正常的人体运作的环境，那您说偏一点点可不可以？不可以的，因为人体就像一个非常精密的仪器，如果偏一点点到7.0或7.2，虽然您看上去只有一点点而已，但这一点非常关键，在这样的环境下，人体就在养癌细胞，所以癌细胞是被我们自己养出来的。如果我们的体质偏酸，就意味着我们在养癌细胞。

当年“非典”，很多科学家在培养“非典”病毒的时候，都在找什么样的条件能把“非典”病毒培养起来，结果他们发现“非典”病毒只有在酸碱度7.0的培养液中能培养，也就是中性的条件下，可以把“非典”病毒培养起来，什么意思？就是说什么人容易得“非典”？酸性体质的人最容易得“非典”。如果我们的体质是正常的体质，“非典”的病毒一到我们的人体里面它就没有办法存活，所以病毒本身只是一个得病的条件而已，并不是唯一的决定因素，人体的体质，才是得疾病的主要条件，可我们常常忽略这个非常关键的因素。另外，如果当我们体液的酸碱度小于6.8的时候，人就死亡了。以上这几点，给我们什么样的启发？第一，人体正常的酸碱度决定了血液当中的微生物是否致病，就像“非典”病毒只有在非正常体质中才能存活，它并不是那么可怕。如果我们很健康，身体就有免疫力，就能够抵抗很多疾病的侵袭。第二，酸碱度每降低0.2，身体输送氧气的能力就减少69.4%，会造成组织缺氧，各位朋友，这一点是非常重要的。人体的红血球携带氧气的多少，还得看环境的酸碱度，如果我们身体内是偏酸的环境，氧气的携带量就减少。各位朋友，我们要长寿，医书里面讲一个很重要的运动，就是要做深呼吸，当然您要找空气好的地方深呼吸，为什么要做深呼吸？因为只有这样才能让我们的细胞充分地携带氧气，让这些氧气可以到达我们身体的末梢。有一派科学家在研究癌细胞的时候，发

现癌细胞会在缺氧的环境下大量生长，各位朋友，缺氧跟酸性体质是一体的两面，酸性体质必然是缺氧的，因为血球在酸性体质环境中携氧量大幅度降低，您之所以会感觉很没有精神，是因为缺氧。当然并不是因为空气当中氧气的含量很少，而是我们没有携氧能力。第三，主导体内酵素参与反应也需要正常的酸碱度，我们的身体是一个非常庞大的、复杂的化学工厂，而身体的体温37℃，其实并不能很好地让很多化学反应发生，因为温度太低。那么它又要怎么样，才能让这些化学反应发生？它要靠促酶，也就是催化剂，而这些催化剂，通常是对酸碱度非常敏感的，只要酸碱度一偏，就会严重阻碍它的作用效率，人就会出现这样或那样的问题。

那么怎么样才能够让我们的体质变正常？其实这是我们最关心的。那我们的体质为什么会变酸？各位朋友，因为吃太多酸性的食物，具体有哪些食物很酸？

下面这一张图片中的最左边一列，从可乐一直到柴鱼，叫做强酸性的食物，可乐很酸，甜点、白糖酸性很高，很喜欢吃甜的食物，对健康是不好的，因为它是强酸性的食物。红色字体所标示的都是动物性食物，我们可以看到，几乎所有动物性食物都是酸性的。在这个区域中，绿色字体所标示的虽然是植物性的食物，可是它们有一个共同的特点，就是全都经过加工，不是纯天然

可乐	白面	啤酒	红豆	萝卜干	葡萄
甜点	火腿	酒类	苹果	胡萝卜	茶叶
白糖	培根	白米	甘蓝菜	大豆	海带
蛋黄	鸡肉	花生	豆腐	蕃茄	柑橘类
乳酪	猪肉	巧克力	油菜	香蕉	柿子
金枪鱼	鳗鱼	炸豆腐	梨子	草莓	黄瓜
比目鱼	牛肉	章鱼	马铃薯	梅干	胡萝卜
乌鱼子	奶油	文蛤	葵花子	柠檬	核桃
柴鱼	羊肉	泥鳅	腰果	菠菜	

酸性　　pH酸碱值　　碱性

认识酸碱性饮食

的。您看，白米、花生、巧克力、炸豆腐、白面，都是经过加工的。饮料类的，我把它标成紫色，都是一些比较不好的饮料，酒类、可乐类都不健康。我们来看一看，哪一些东西很碱，很碱的都是健康食品！统统都是什么？植物类的。它们全部都是绿色的。没有一个是红色的、动物类的。所以这样一对照，大家就知道，怎么样维持身体合理平衡的一个酸碱度，应该多吃蔬菜类的食物，少吃动物类的食物。这才能保证您拥有一个健康的体质。

很多人就会问，那我的身体到底是酸性还是碱性的？各位朋友，我来跟大家分析一个资料：

目前有 70%的人都是酸性体质。为什么“非典”的时候，大家要这么恐慌？因为大多数的人都是酸性体质，如果您是正常体质，其实您根本不需要恐慌的，因为“非典”病毒在您体内是没有办法存活的。很多人就要问那我到底是酸性还是碱性的？不要问别人，如果您是喜欢吃鱼，喜欢吃肉类，喝牛奶，吃鸡蛋，喜欢吃很油的东西，精致的西点、甜食，或者您喜欢抽烟，喜欢喝酒，那么您很有可能是这 70%里面的人。这个，只能自己去检验！而酸性体质，是由酸性食物造成的，它会为慢性病提供温床，也会增高我们身体的老化指标。

目前有70%的人
是酸性体质

酸性食物造成
酸性体质
为慢性病制造环境
亦是老化的重要指标

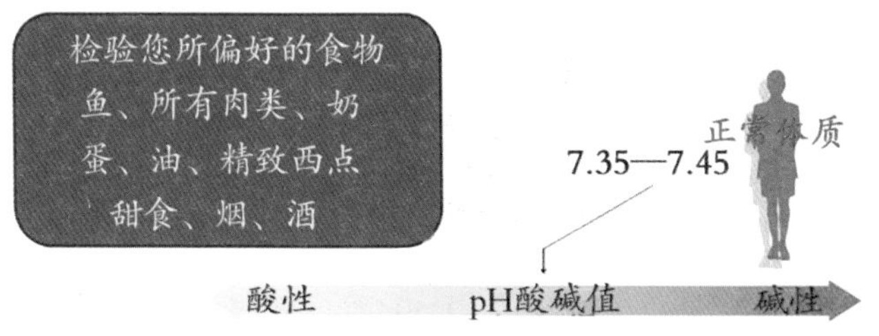

检验您是否为酸性体质

那么如何改善酸性体质，创造好的体质？当然，最简单的方法就是多摄取天然的碱性食物。我们来看哪一些是碱性的食物？

首先是五谷类，就是没有经过精细加工的五谷；其次蔬菜类、水果类、海藻类，几乎所有的植物性膳食，没有经过加工的，都属于碱性的食品。

但是这里要跟大家强调的还有一个非常重要的观念，不是所有尝起来酸的都是酸性食品。

很多人告诉我说，柠檬、醋，您拿石蕊试纸去测都是酸性的。没有错，但是酸性食品不是这样定义的，不是说您拿石蕊试纸去测它是碱性的就是碱性的，不是的。

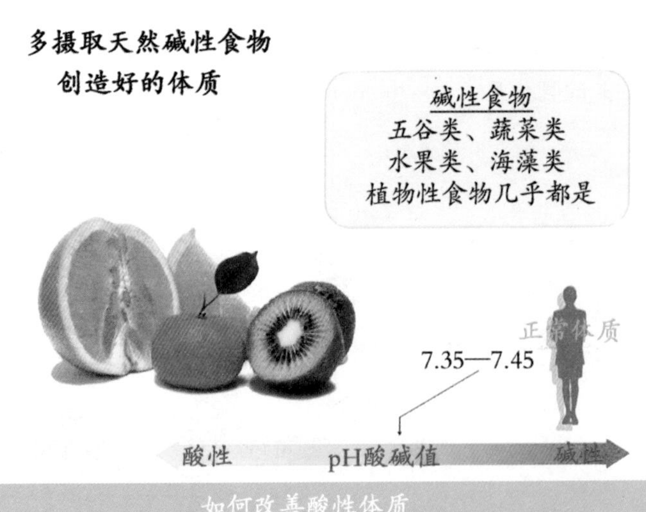

我们要等到食物吃到肚子里面，分解了之后，看它的代谢物是酸还是碱来判定的。虽然醋是酸的，可是它吃到肚子里面去，经过胃的吸收、消化、分解后，产生的却是碱性物质。柠檬也是酸的，可是吃到肚子里面经过分解，产生的也是碱性的物质。这样大家就比较清楚了。不能光靠嘴巴感受到的酸或者是涩，来判断它是酸是碱，不是的。

接下来我们看看酸性体质的若干特征。

凭这些信息我们就很容易判断，我们是不是酸性体质。如果您常常觉得疲劳，睡很多还是不够，那么您很有可能就是酸性体质。因为身体缺氧。一般的人，他的睡眠其实只需要七八个小时，甚至更少。如果您

酸性体质的若干特征

疲劳、影响儿童智力、过敏症、多种体内结石、多种癌症、口臭、动脉硬化、高血压、感冒、糖代谢疾病、各种关节痛、加重痛风、虚胖、肌肉皮肤松弛、加重钙流失导致骨质疏松、易生皱纹、皮肤易感染、治愈速度慢、易留疤痕。

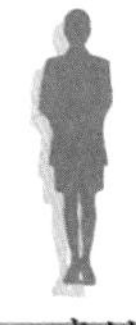

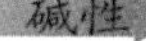

掌握了这些知识，六个小时其实是没有问题的。如果您睡眠超过八个小时还觉得很累，那么很有可能是酸性体质。

还有，儿童的智力也会受到酸性体质的影响。如果您觉得您的孩子的记忆力很差，您首先考虑的不应是去责备孩子，可能您要考虑是不是您平常给您孩子吃的东西中偏肉类的比较多。另外，孩子过敏、结石，都是酸性体质造成的。我们刚刚说过，吃很多的肉的时候，会有一种东西排出去，那就是钙，同时还有一个东西叫做草酸，吃肉时在我们的尿液里面，就会发现这两种东西——草酸跟钙。而草酸跟钙在我们的膀胱中约会，形成草酸钙，就是膀胱结石。如果这两个东西在我们肾中约会，就是肾结石。这就是结石的来源，豆腐吃多了，并不会结石。另外，癌症患者很多都是酸性体质。如果您有口臭、动脉硬化、高血压、感冒，尤其是感冒好不了，或者是常常好了又感冒，糖尿病、关节疼痛、痛风、虚胖、肌肉松弛、皮肤松弛、钙的流失导致骨质疏松，以及易生皱纹、皮肤感染治愈速度慢、易留下疤痕等，这都是酸性体质的表现。各位可以比照一下，如果您有上述这些症状的话，那么，各位朋友，上工救其萌芽，它是在告诉我们身体可能已经在往比较不好的状态走了，我们现在要赶快调整我们的饮食，少吃点肉，多

吃点蔬菜，这样是能够把我们的体质调到碱性的。

下面，我们接着谈另外一个体质，就是低钾高钠体质：

在人体当中，这些钾钠的比例也是一定的。人体就像一个非常精密的仪器，不可以有一点点的闪失！所以我们说，如果身体中的钾比较高、钠比较低的时候，身体的细胞就是正常的。当身体的钾比较低、钠比较高的时候，身体的细胞就会往癌细胞的方向去发展。我们讲的这些体质，其实都是一体的几个面，现在这个面是从钾钠的比例来谈，正常细胞里面钾应该是钠的五到六倍左右，如果钾不足的话，细胞容易癌变，钾增加恢复正常的时候，细胞就会恢复正常，所以这是可逆的一个反

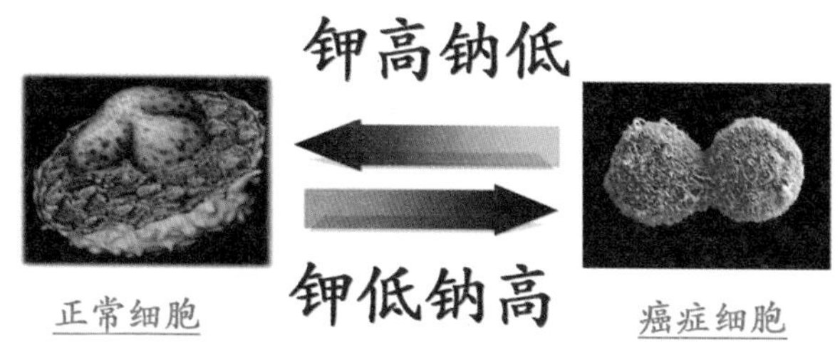

细胞内钾是钠的五到六倍左右

钾不足，容易造成细胞癌化

钾增加，癌细胞恢复正常

低钾高钠体质

应，是人体非常重要的一个特征。也就是说，癌症其实并不是绝症，有很多的医疗报告，也是这样呈现的。那么怎么样做才能够有平衡的钾钠比例？其实也需要我们从饮食当中来注意，要多摄取自然存在于食物当中的钾，而不是靠吃药丸。因为，自然存在当中的东西是最容易让我们吸收的。下面我们来看一下食物当中钾钠的比值：

在蔬果植物类里面，大多数钾比钠的比值都大于200倍，甚至有的达到300—400倍，也就是说在植物和蔬菜水果里面，钾大概都是钠的200倍或者三四百倍。但是，肉类，鸡鸭鱼猪牛羊肉中的钾钠的比值大多都不会超过3—5倍，那很多人会说，那也不错！钾也比较高，钠也比较低呀！可是，我们往往忽略了一个现实，

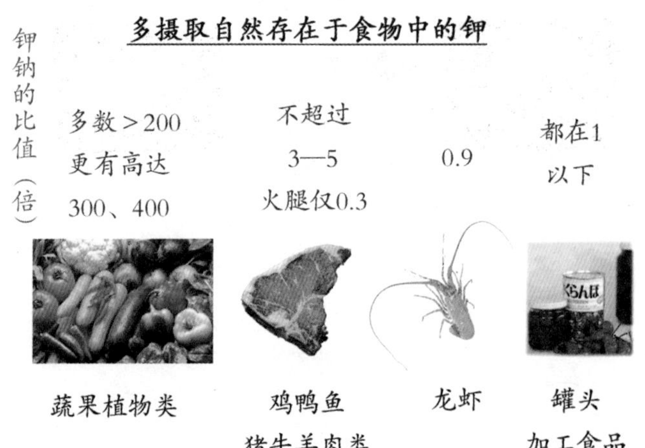

那就是说，请问在烹调这些食物的过程当中，要不要加盐巴？都会加盐巴！盐巴是什么？氯化钠，当中含有钠。所以，一加了盐巴这个比值就改变了。所以，事实上肉类一般在经过烹调之后，钠都会超过钾。再看，火腿只有 0.3，龙虾只有 0.9，也就是说，并不是越贵的食品越健康。食品的健康与否跟它的价格不是成正比的。再来看，很多的罐头、加工类的、方便面类的，大概都是在 1 以下。这仅供大家参考。总之，我们要多吃蔬菜水果来创造我们好的体质。

下篇

饮食的误区

提要:

- 很多时候,我们只为自己的舌头而吃,很少为我们的健康而吃
- 地球上大量的肉类生产带来的废气和污染日趋严重
- 人类若不注意饮食,就会在吃垮自己之前,先把地球吃垮
- 珍惜大自然就是珍惜人类自己

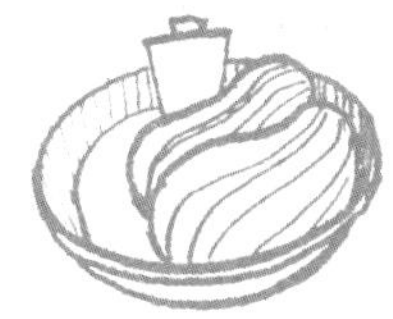

接下来，我们来看一些常见的饮食误区。平时，我们对饮食的认识可能都来自于成长过程当中电视、广告上给我们的一些信息。但它并不一定是全面的，因为它可能涉及的是一些商业的利益，那么从科学的角度来看：

白糖，其实并不是非常好的食物。可是我们有大量的食品都是用白糖来做的。白糖会伤害牙齿，掠夺体内的维生素 B，破坏钙的新陈代谢，对神经系统有不良影响。因为维生素 B 参与了酶的反应系统，是保持身体安定的一个力量。维生素 B 被破坏会造成孩子很调皮，容易感冒。所以我们就常常在想，为什么现在的孩子比以前的孩子调皮得多，其实不一定是因为环境，很多时候是因为饮食，因为现在的孩子糖吃得很多。维生素 B 被破坏还可能会造成成年人的抑郁、紧张、情绪低落。

慢性食物中毒

长期食用白糖、白米、牛奶、肉类

白糖

伤害牙齿、掠夺体内维生素B、破坏钙新陈代谢对神经系统有坏影响

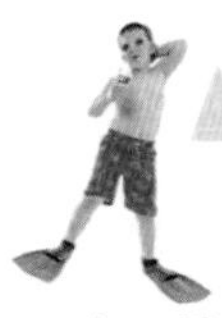

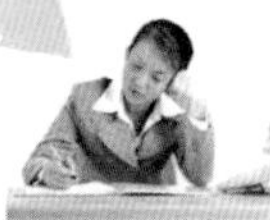

小孩调皮、暴躁、容易感冒

白糖燃烧体内养分使免疫力降低

成人情绪低落、紧张

饮食的误区

白糖的唯一功能就是燃烧体内的养分，使免疫力下降，所以第一个，白糖要尽量避免。

再者，除了白糖以外，像人工香精、人工色素、防腐剂，也都是很不好的。

在美国曾有科学家到很多团体去做实验，其中在学校，他们把上述四种东西从食物中拿掉之后，发现有79%也就是将近八成的儿童多动症得到改善。在劳教所里面，做了这样的实验之后，发现劳教所的青年有47%的特异行为降低了。在洛杉矶的劳教所，把这四种东西拿掉之后，则发现减少了劳教所里面44%的人的自杀倾向。还有，把这四种东西从食物当中拿掉之后，发现学生的学习成绩提高了。在纽约，他们找了803所

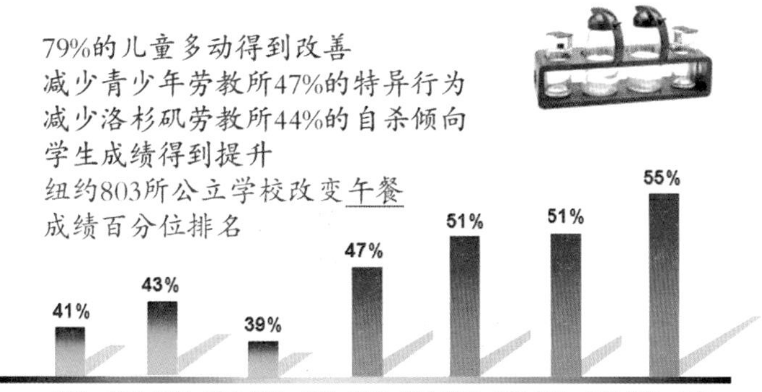

添加物的危害

公立学校，改变营养午餐之后，做了一个成绩的统计。注意！只改变了一餐，其结果发现，绿色这部分是还没有改变之前（1979 年前），紫色这部分是改变之后（1979 年后）。当饮食改变之后，学生的成绩逐年在上升，请问，为什么？因为神经系统比较安定了，精神比较容易专注。所以，要让孩子的成绩提高，有两个办法：第一个就是把食物中的这四种东西拿掉；第二个办法就是学《弟子规》。就只有这两种办法，它可以快速地提高孩子的学习成绩，这个给各位家长做参考。但是，困不困难？很困难，因为我们可以看到，在平常我们的孩子喝的饮料跟吃的零食当中，这四种东西几乎是一样都不缺的。

平时的零食、饮品中这四种东西几乎一样都不缺

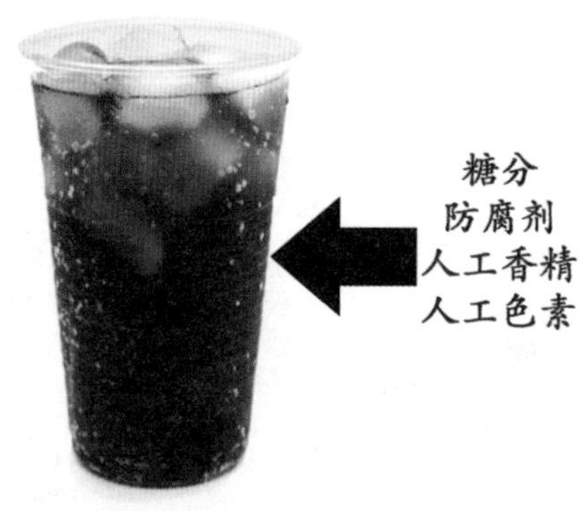

您和您孩子吃得健康吗

譬如说饮料里面，有没有糖分？有。有没有防腐剂？有。有没有人工香精？有。有没有人工色素？有。统统都有。如今您到超级市场里面，拿起来任何一种加工过的食品，就算不是四种成分都有，也会有其中的三种。所以，我们现在的人，到底吃什么才健康？很值得我们反思。我们的孩子吃得健康吗？为什么孩子那么的多动，那么的难以调教，有很大的一部分问题，出在饮食上面。当然这只是一部分原因而已。另外一部分当然还包括您给他的环境，以及他看电视的时间，还有他阅读的状态。这不是一个很单一的问题，我们必须要从整体上去思考孩子教养的问题。

另外，尽量不要吃白米。很多人说您不叫我吃白米，那您叫我吃什么？可以吃糙米呀！叫我不要吃白糖，那可以吃什么？下面会讲可以吃糖蜜，就是没有加工过的。

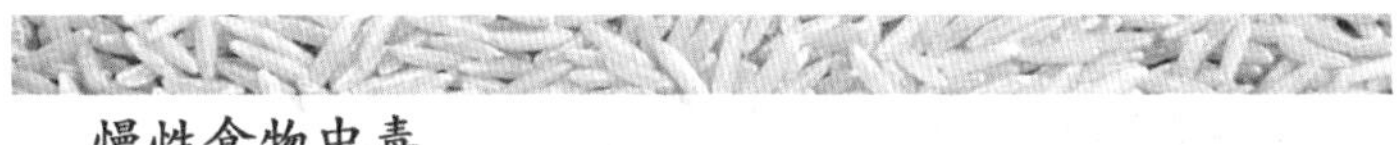

慢性食物中毒

长期食用白糖、白米、牛奶、肉类

白米
人体所需养分
全在米糠和麸子里
白米、白面已将之去除
粕

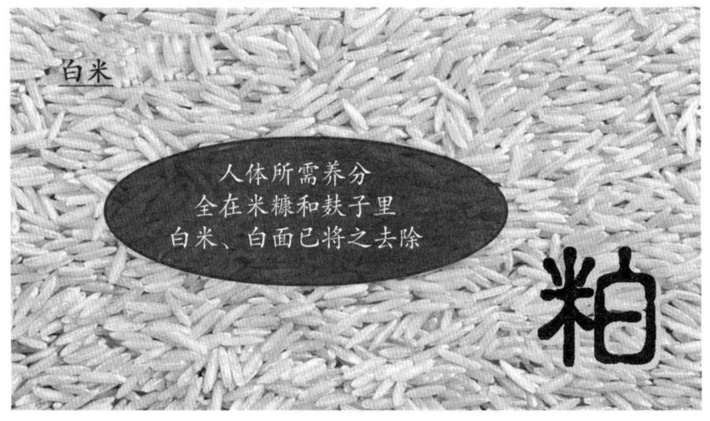

白米其实也是加工过的，我们可以看到人体所需要的养分，全在米糠跟麦麸里面。可是白米跟白面已经把这两个东西拿掉了。各位朋友，您知道上图中的字念什么吗？糟粕的“粕”。请问它是由哪两个字合成的？就是白米。您看我们老祖宗是不是很有智慧？告诉我们吃白米等于吃什么？糟粕。也就是吃渣子呀，那我们把精华给谁吃了？给猪吃了，因为那个米糠都是拿去喂猪的嘛！所以我们对自己很不好，可是对其他的动物却蛮友善的。

这其实是不正常的。

其实，米糠的营养成分是非常丰富的。

慢性食物中毒

长期食用白糖、**白米**、牛奶、肉类

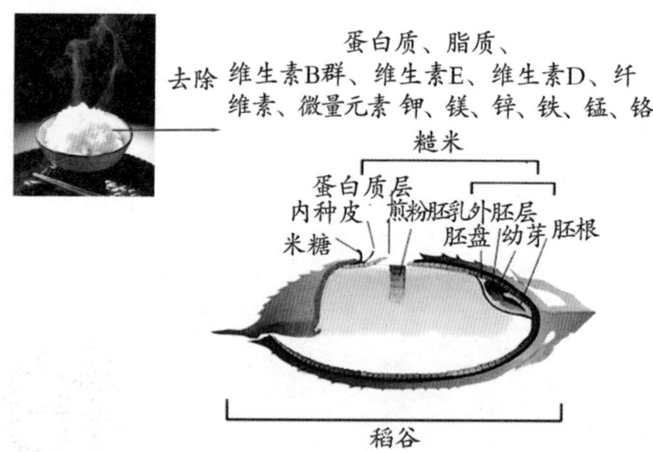

上图中的这一碗白米，它除了好看之外，没有其他的优点。它已经把蛋白质、脂质、维生素 B 群、维生素 E、维生素 D、纤维素，以及很多的微量元素像钾、镁、锌、铁、锰、铬统统去掉了。把这一层最重要的东西给去掉了。

所以您最需要吃的是粗粮。

譬如说全麦面以及糖蜜等，没有经过细致加工的这些东西，这是我们需要吃的。

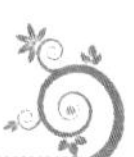

下面这张图表是美国农业部的统计数据，显示的是精白面所损失的营养成分。

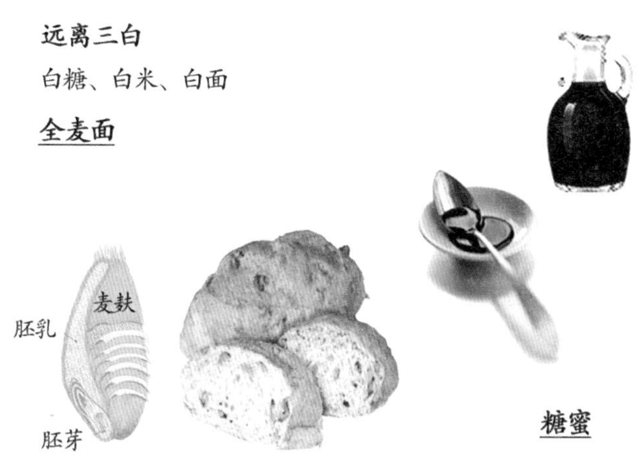

您需要吃的是粗粮

精白面损失的营养成分

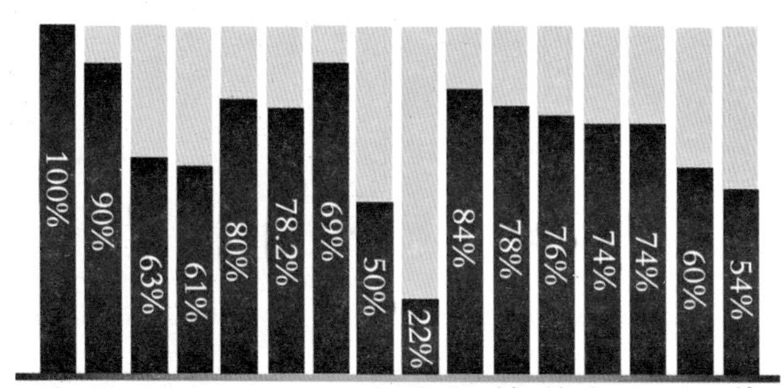

从上图当中大家可以看到，白面里面，100%的维生素E全都不见了，其他像维生素B等营养成分，也都有不同程度的流失。蓝色部分列出来的都是损失掉的营养成分。而大家看到橘色部分才是白面留下来的营养成分。也就是说，大部分白面里面的营养成分，已经在我们对其进行加工的过程当中流失掉了。可是为什么我们又要吃白面？它唯一的优点就是看起来很白。不像全麦面那样丑陋。但是全麦面虽然很丑，可是它的营养成分却很高。所有营养成分100%地留存着。这也是饮食上的一个误区。

牛奶，其实也是一个误区。

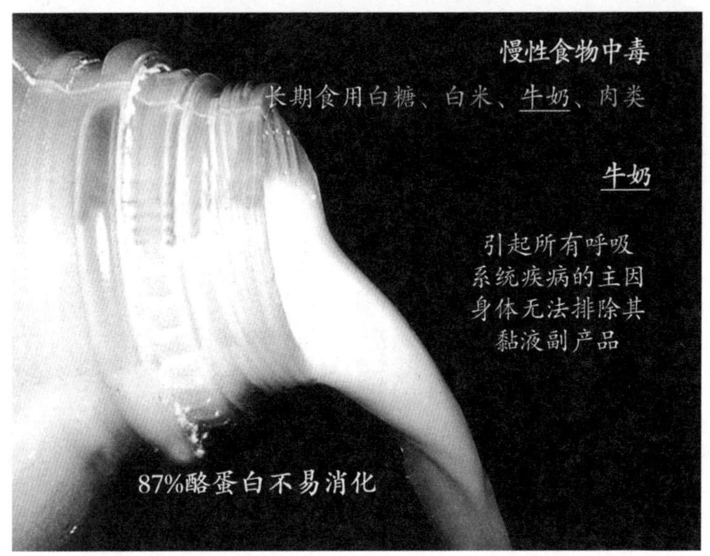

很多的医学研究报告显示，牛奶其实是引起很多人的呼吸系统疾病的主因。为什么？ 因为身体没有办法排除牛奶里面的黏液。牛奶看起来很浓稠，因为牛奶里面含有 87%的酪蛋白，而酪蛋白是人体没有办法消化的。所以我们很多人在喝牛奶之后，消化会不好。另外牛奶里面含有很多的异性蛋白，会引起我们的过敏性反应。这一点也是很少被人提起的。因为它其中涉及一些比较专业的知识。很多时候，大家只是看到很表面的东西。

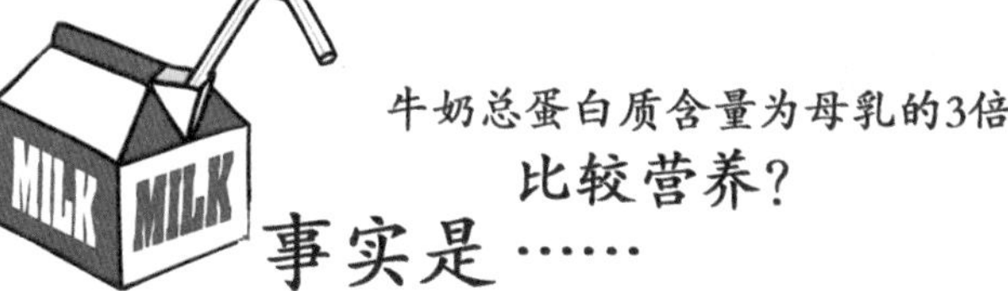

牛奶蛋白质以酪蛋白（Casein）为主
母乳以白蛋白（Albumin）为主

牛奶缺乏母乳所富含的碘、铁、磷、镁

母乳色胺酸及胱胺酸含量为其他动物乳汁所不及，是婴儿发育所必需的

母乳可以被取代吗

譬如说：牛奶的总蛋白质含量是母乳的 3 倍，所以，很多人看到牛奶的蛋白质很高，就下了一个结论，牛奶很有营养。事实上，牛奶的蛋白是以酪蛋白为主，而母乳是

以白蛋白为主。那么我们可以相信，母乳里面所拥有的成分，其实是婴儿或者说是人比较需要的。牛奶缺乏母乳所富含的碘、铁、磷，还有镁，而母乳里面的色胺酸、胱胺酸的含量是其他动物乳汁所不及的，但这两者又是婴儿发育所必需的。因此绝对不能够只看蛋白质的总量来做结论。

还有，母乳中还有很多元素是不可取代的。

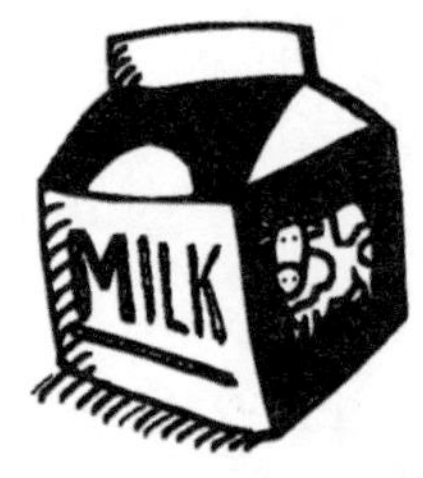

母乳中卵磷脂（Lecithin）与
牛磺酸（Taurine）乃牛奶所缺乏

此二物质参与婴儿脑部及眼部发育

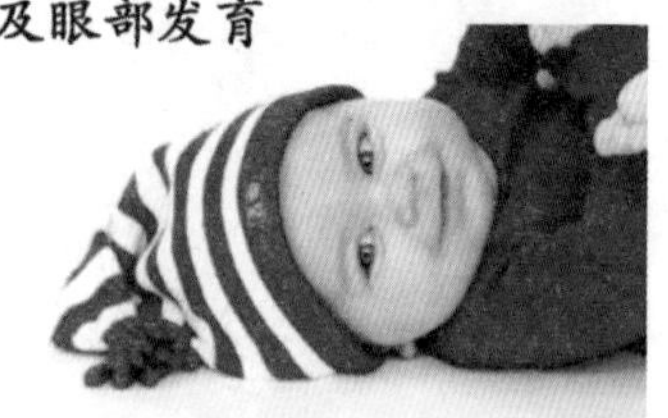

此攸关婴儿智能发展
岂是牛奶可以取代

母乳可以被取代吗

譬如说母乳当中有卵磷脂、牛磺酸，这是牛奶中没有的，而这两种东西参与了婴儿大脑跟眼睛的发育。这是人最重要的两个器官，而这两个器官在婴幼儿期的发育中是最关键的。因为它的发育非常重要，而且不能耽误。一旦我们放弃了母乳喂养，用牛奶来代替的时候，很有

可能我们孩子的大脑还有眼睛的发育，会受到很大的影响。所以，母乳喂养关乎孩子一生的发展。

我们来看一下很多科学家做的分析：

几种动物乳汁的蛋白质含量

物种类别	蛋白质之焦耳百分比（%）	出生体重加倍所需天数
人	5	180
马	11	60
牛	15	47
羊	17	19
狗	30	8
猫	40	7
鼠	49	4

McDougall J, 1983.

孩子是长身体还是长大脑

科学家们分析各种不同动物的乳汁后发现，母乳里面的蛋白质含量，并不是很高。也就是说，我们现在的营养科学有一个误区，好像觉得蛋白质要越高越好，其实不然。我们可以看到，婴儿出生后，体重增加一倍所需要的天数是 180 天，而上表所列的其他动物的乳汁，蛋白质含量越来越高，可是我们发现了什么，体重增加一倍的时间也越来越短。什么意思？也就是说蛋白质的含量实际上对应的是身体的成长。所以请问，婴儿是长身体还是长大脑？当然是长大脑呀！我们不是想要他

头脑简单，四肢发达吧？所以，我们可以看到，食物本身营养成分的配比，不能去看它绝对的量，而是要看它的作用。所以我们常常会走入这个误区。而这个误区，也是很多商业操作里面常会去利用的一个空间。当然，我们并不是诱导大家都不要喝牛奶，不是这个意思。我们是从一个科学的角度来提醒大家，其实人类有自己需要的食品，各种动物都有各自需要的食品。我们把牛奶拿来当成我们的必需食品的时候，很有可能它在某一个层次上是并不适合我们的生理条件的。当然，它也有它的好处。譬如说它的确有一些营养成分，这也是不能否认的，但是，任何事情都是需要去衡量利弊得失。两害相权取其轻，两利相权取其重，就是这个道理。我也有很多的朋友是完全不喝牛奶也不吃鸡蛋的，但是他们身体的健康状况都非常的好。所以我们可以发现，其实，它们并不是必需的。

有很多的东西比牛奶更适合人体，像豆浆：

豆浆是绿色的牛奶，我们的老祖宗就喝豆浆，整个中华民族就是喝豆浆延续下来的，所以，我们不能说它不好，只是说我们要强调一下，豆浆里面含有很容易消化的优质的植物性蛋白质。植物里面也有蛋白质！而且植物的蛋白质，通常都比动物的蛋白质还要来得好，因

豆浆含易消化的优质植物性蛋白质

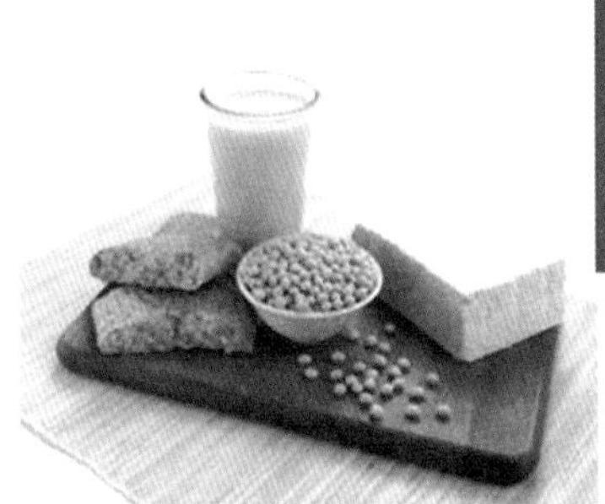

低脂肪、无胆固醇、含85%不饱和脂肪酸；
卵磷脂、脑磷脂、亚麻酸含量丰富；健脑、益智；
防肥胖、高血脂、高血压、动脉硬化

豆浆是绿色牛奶

为它容易消化吸收，而且植物性蛋白质一点儿也不比动物性蛋白质少。而且它们脂肪的含量更低，没有不好的

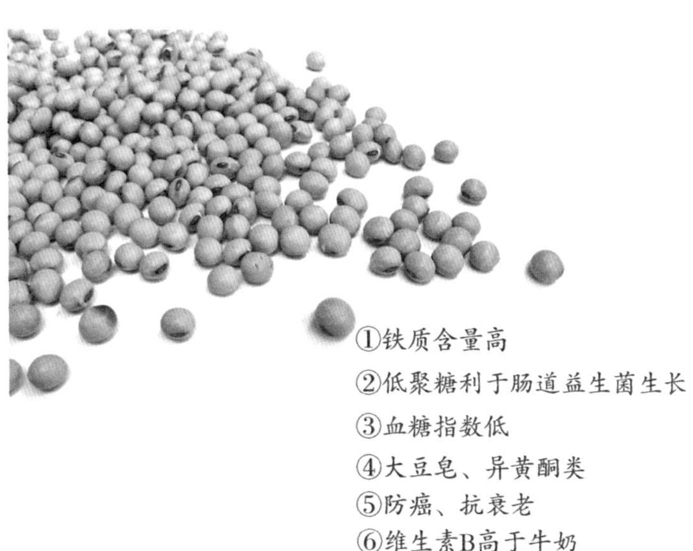

①铁质含量高
②低聚糖利于肠道益生菌生长
③血糖指数低
④大豆皂、异黄酮类
⑤防癌、抗衰老
⑥维生素B高于牛奶

胆固醇，并有 85%的不饱和脂肪酸，这都是人类需要的。卵磷脂、脑磷脂、亚麻酸含量非常丰富，健脑益智、防止肥胖、高血压、高血脂，还可以预防动脉硬化，这都是豆浆的特点。而且，豆浆的血糖指数很低，铁质含量比牛奶要高，含低聚糖，有利于肠内的益生菌生长。

另外豆浆中的大豆皂、异黄酮类有抗癌、抗衰老的作用，而且维生素 B 的含量也高于牛奶。并且价格也比牛奶要低一点。

再来看肉类，这也是一个误区！

慢性食物中毒

长期食用白糖、白米、牛奶、肉类

肉类

文明病主因
一般以为蛋白质需从肉来
不知植物蛋白质更适合人

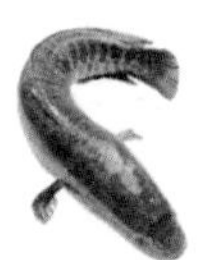

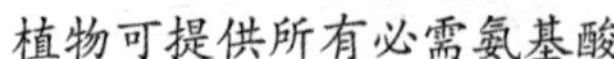

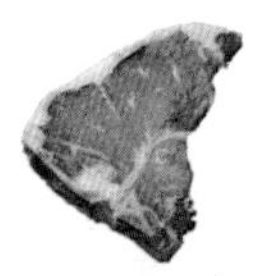

绿色植物和未加工五谷类蛋白质
品质都高过动物性蛋白质

Max Plank Institute, 1967.

饮食的误区

很多的朋友觉得不吃肉好像会缺乏蛋白质。其实这也是一个错误的认识，形成这个认识有很多历史的因素。但我们现在要谈的是一个科学发展观。经科学研究发现，蛋白质消化之后会产生氨基酸，而植物性蛋白质经消化后所产生的氨基酸种类，已经足够人类使用。也就是说，人类所必需的氨基酸在植物里面统统可以得到，这是很肯定的。而绿色植物和未加工五谷类食物当中所含的蛋白质，质量都超过动物性蛋白质，这也是一般人所不熟悉的。所以肉类很大程度上只会引起我们的文明病。

很多教科书表示50%的食物必须来自动物！

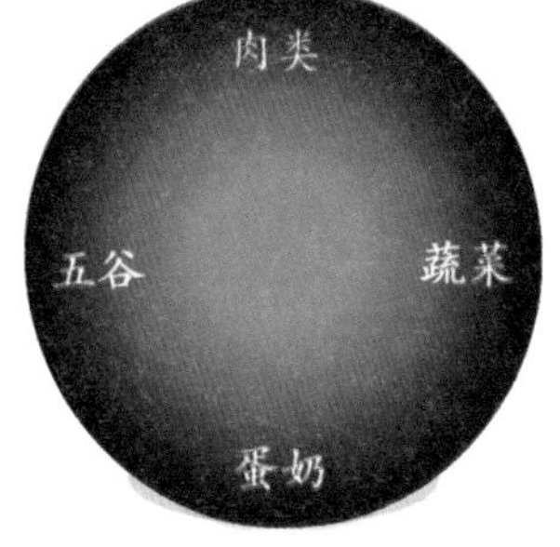

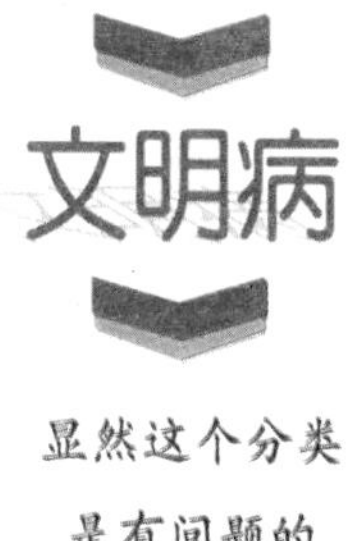

显然这个分类是有问题的

传统四大类食物观念合理吗

小时候我们读的科学书里面告诉我们，人类需要

四大类的营养：肉类、五谷类、蔬菜类跟蛋奶类，而这四大类的食物来源有 1/2，也就是 50%的食物必须来自动物，像肉类跟蛋奶类都是来自于动物。而经过上面这些科学分析，我们发现动物性的膳食，其实很多都是引起文明病的主因。可见，这样的分类其实并不科学。我们从 20 世纪到现在一百多年累积的这些饮食观念，在整个科学发展的过程当中，慢慢已经发现它有问题了。包括畜牧业，当今世界这么庞大的畜牧业规模，是在人类历史上从来没有过的。现代的畜牧业是在科学技术改良之后诞生的，我们靠科学技术改良后所产生的一种新的饲养形态，为人类提供大量的肉类，这种状态也是人类历史上没有过的。您从人类学的角度、历史学的角度、社会学的角度、流行病学的角度去思考这些问题的时候，您就会发现这些过去原本不存在的东西，现在存在了，而正是这种科技改良以后的形态，造成了整个社会从人的身体健康、环境保护到经济体制的一个扭曲。

所以，我们可以看到，在思考这些问题的时候必须要把很多的专业结合起来，才能有一个比较客观的认识。从这个角度讲，很多的食品其实对我们人类并不是非常有益的。一直以来，我们很少去想吃进去的东西，到我们肚子里面会成为什么。大多数的人认为

吃东西就是吃饱而已。现在的人光吃饱还不够，还要吃好，还要满足我们的口感。大概很多人都这样认为。可是，慢慢地科学提醒我们要开始思考，我们吃进去的东西是不是垃圾？是不是在造成我们身体健康的负担，所以世界卫生组织公布了十大垃圾食品，可以给我们一个很大的省思，其中有一种叫加工肉品类：

世界卫生组织公布　　**加工肉品类**

美食下的陷阱

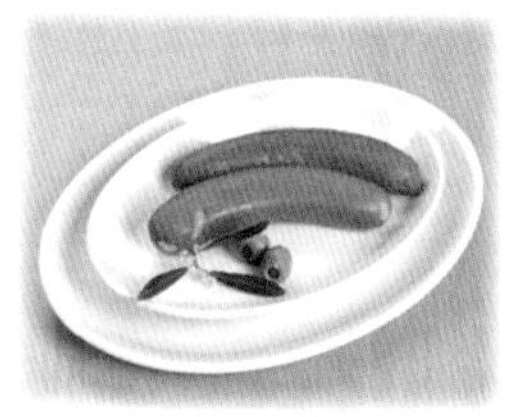

台湾14岁初二学生
自小学开始
一天吃一根香肠
大肠癌死亡
家族无遗传病史

含三大致癌物质之一的亚硝酸盐
防腐和显色作用
含大量防腐剂加重肝脏负担

十大垃圾食品

它含有三大致癌物之一的亚硝酸盐，亚硝酸盐有显色和防腐的作用。而它恰恰会给人的肝脏造成很大的负担。台湾有一个 14 岁的初二学生，他因为从小学开始，每天上学的时候都要吃香肠，在 14 岁的时候就得了大肠癌，很多医学家都非常震惊，因为他年纪太小了。大家去调查的时候，首先认定可能是他有家族遗传病史，但调查的结果是没有。后来才发现，原来他平时香肠吃得太猛了。当然，这只是从饮食的一个角度来看，您也可以从其他的角度去思考这个问题，可是从科学的角度来看，到底肉食的摄入量对我们人体会影响到什么程度？我们可以再去思考。但是我们这里看到的这些例子，确实值得我们省思！

再来，另外有一类叫做烧烤类：

烧烤类也是最近这几年很受欢迎的一种饮食模式，可是这种饮食模式存在一个非常大的问题，因为肉类经过烧烤之后，其本身或者是烤肉所散发的香味，都含有大量的致癌物。科学家研究，吃 1 只烤鸡腿的毒性等于

世界卫生组织公布

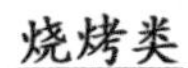

美食下的陷阱

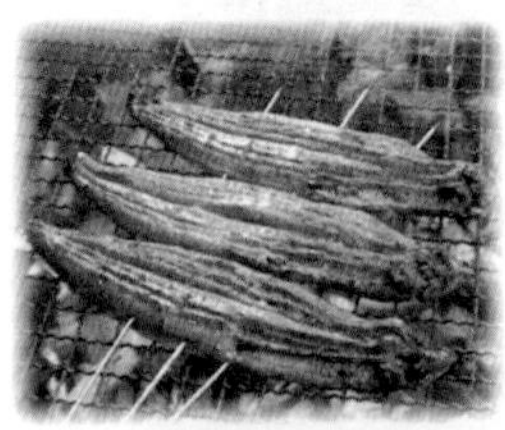

医学报道显示
350克的牛排的毒性
相当于200支香烟的毒性
连香味也含致癌物

含大量致癌物
1只烤鸡腿等于60支烟的毒性
导致蛋白质变性·加重肝、肾负担

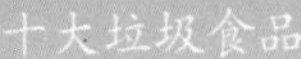

抽了60根香烟的毒性。那我们来看一下，医学界显示，350克牛排的毒性相当于200支香烟的毒性，而且就连烤肉当中的那个香味都有毒性。这是我们应该要去思考的一个问题，也就是现在癌症为什么会这么多，从饮食的整体结构来看，我们并不难发现它存在很多严重问题。

世界卫生组织公布的十六垃圾食品，我们重点讲了其中两类。另外八类是：油炸食品、罐头食品、腌制食品、肥肉和动物内脏、奶油制品、方便面类、冷冻甜品、果脯、话梅、蜜饯类食品。这些我在介绍酸性体质、低钾高钠体质时大部分已经讲到了。

下面，我们来看一下现代的说文解字：

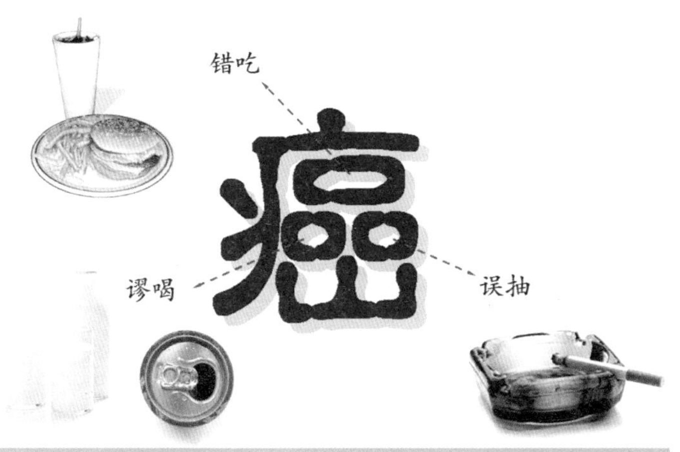

现代说文解字 病从口入

为什么癌症有三个口？第一个口是因为吃错了，第二个口是喝错了，第三个口是抽错了，这叫病从口入，祸从口出。所以各位朋友，要时常想一想您是为舌头的感觉而吃，还是为身体健康而吃？

请问您是为什么而吃？很多人说我当然是为健康而吃呀！可是当看到好吃的东西的时候，我们好像就暂时失去理智，心想没关系，就这么一次，就为舌头吃一次吧，可有第一次一定会有第二次，所以，很多人说我们好像一直在为脑袋以上的部分而吃，而不是为脑袋以下的部分而吃，为什么，因为我们要求吃的东西要色、香、味俱全。色是给眼睛吃。香是给鼻子吃。味是给舌头吃。所以我们吃食物，很多时候，不是为我们的脖子以下而吃的，而是为脖子以上而吃的。危不危险？很危险。很有可能我们幸福人生的规划，就因为这一个念头而产生了偏差。而很多人就在问，好，您既然说素食、植物性的膳食这么好，那您拿出证据。我们现在都讲科学发展观，当然是有证据的。

第一次大规模的素食实验，发生在第一次世界大战期间，当时，丹麦这个国家遭到了联军的封锁，英吉利海峡被封锁，造成粮食的禁运。而当时丹麦的国王请了一个医生，来规划丹麦全体人民的饮食结构，结果这个医生建议国王，禁止用谷物来饲养牲畜。因为当时人都

第一次世界大战

丹麦遭联军封锁粮食短缺

米契匀汉德地医生粮食分配计划

·禁止用谷物饲养牲畜

·1917—1918年300万人被迫吃素

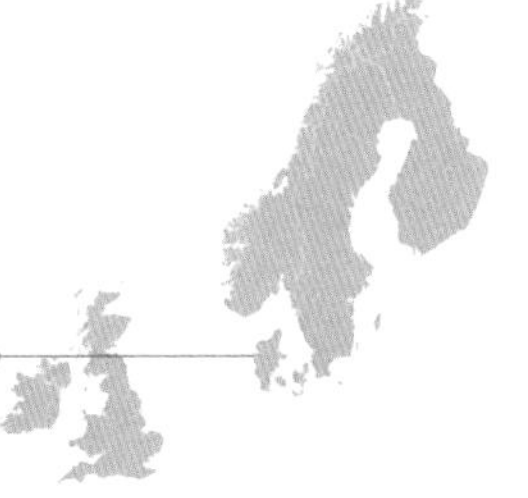

一年后意外发现丹麦人死亡率比过去18年来降低34%

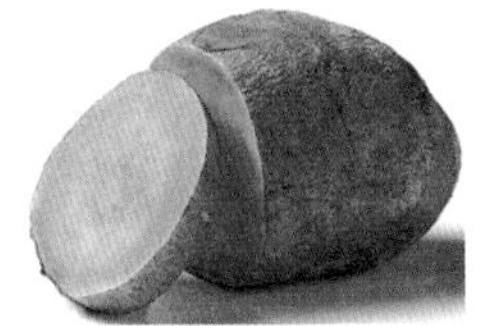

Hindhede M, 1920.

大规模素食实验

已经不够吃了，怎么可能再把谷物拿去喂牲畜。所以就不饲养牲畜，也就是说，没有肉吃了，大家那一年就吃素。结果 1917—1918 年，300 万丹麦人被迫吃素一年。各位朋友，您会觉得好可怜！连肉都吃不到，好事还是坏事？ 其实是好事呀！一年之后，意外发现丹麦人的死亡率比过去 18 年来降低了 34%，我们不要忘了当时是战争期间，居然通过素食的调理，让那一年丹麦的死亡率降低了 34%，这是素食所带来的结果！而很多的朋友又有这样的疑虑，他说素食恐怕营养不够吧！这是很多人的反应。那么我们就来比较一下，素食的营养到底够不够？

我们先从钙质的角度来看。

在很多植物所含的钙质面前，动物所含的钙质是抬不起头的。为什么？因为太少了。而且吃骨头好像不能补骨头。

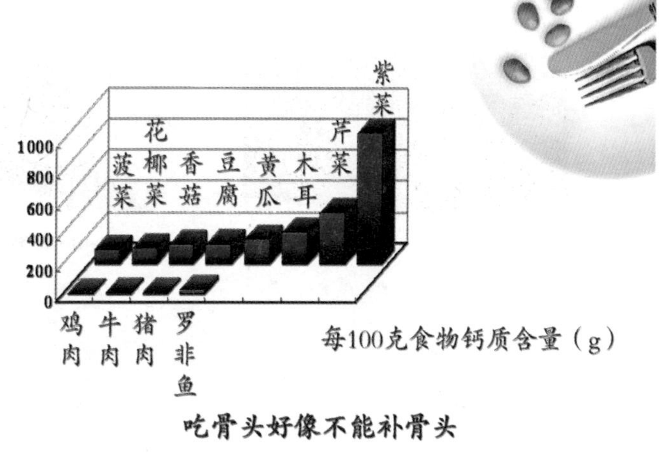

吃骨头好像不能补骨头

营养比较·钙质

我们再来看，钙质的吸收其实是取决于磷的含量。我们现在很容易出现的一个误区，就是科学的简化主义。什么叫科学的简化主义，一般人说，好，我要补充钙质，所以我要吃钙质丰富的东西，对不对？其实不一定对！因为钙质的吸收还取决于磷的含量。如果钙很多，可是磷也很多，那往往两者就会互相抵消。所以钙和磷之间的比，才是一个比较客观的、科学的营养学视角。我们

来看一下。什么叫做钙磷比。

像莴苣这种植物，它钙的绝对含量其实并不是很高，蛮低的，可是它的钙大部分可以被人吸收，为什么，因为它的磷含量很少，如果它含磷也很多的话，那钙再多都没有办法被吸收，它的钙磷比是动物肝脏的70倍，牛肉与猪肉的23倍。我们再来看芥菜，芥菜的钙磷比（钙在分子，磷在分母）如果像是这个摩

钙的吸收取决于磷的含量

钙/磷　比值越高越容易吸收

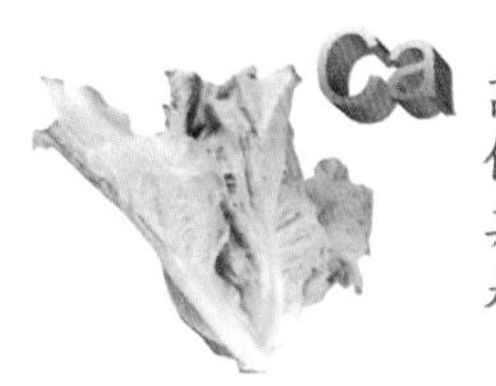

莴苣钙含量并不高
但随时可被人利用
其钙磷比值是肝的70倍
是牛肉与猪肉的23倍

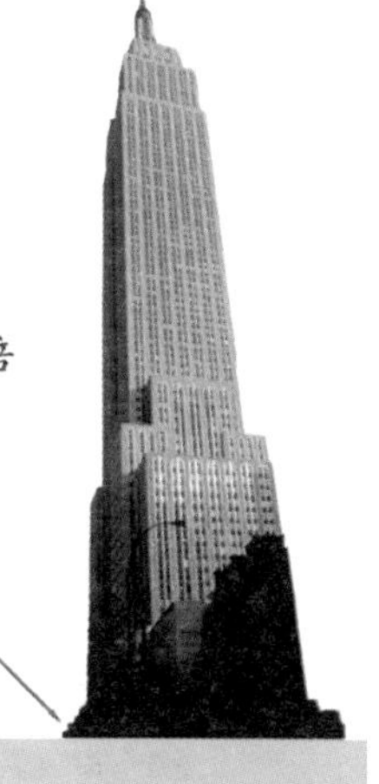

芥菜钙磷比值为摩天大楼
鸡肉则像狗房子一般大小

素食营养够吗

天大楼这么高的话，那么鸡肉的钙磷比就像是旁边的那个狗房子那么矮。什么意思？就是说，芥菜的钙磷比非常的高，所以，它的钙很容易被吸收。即使鸡肉里面也有钙质，可是因为它的磷含量也很高，因此，

它会抑制钙的吸收。所以我们吃进再多的钙，可能都没有办法吸收。这个是科学简化主义的一个反面例子。那大家知道，也许我们接受到的一些信息，不一定是真的，可能您接受到的是一些商业操作需要让您得到的信息，而不是真正有益于我们健康的信息。

再来，我们看到营养的比较中，还有铁质的部分：

铁质的含量，在很多的植物面前，动物性膳食所含的铁质也是低得惊人！而且肉类所含的铁质只有11%可以被人体吸收，而植物的铁质则大部分可以被人体吸收。

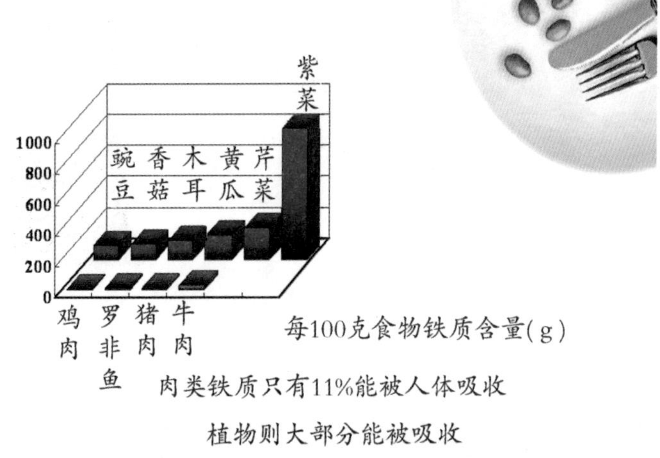

营养比较·铁质

我们可以看到，牛乳制品里面，铁质的含量非常的低。

如果您要得到相等的铁质，您可以选择吃一碗菠菜，或者是喝2000升的牛奶。我相信，即使您有那个财富的话，您也没有那个肚子。因此，我们千万不要走入那个误区。其实蔬菜中有很多的营养成分是您可以获取的。

奶肉制品的铁质含量很低

您要得到相等的铁质　您可以吃——

一碗菠菜　　或　　2000升牛奶

U. S. Department of Agriculture

而以焦耳做单位来衡量的话——

甘蓝含铁量比牛排要多14倍，维生素C则能促进铁质的吸收，让铁质加倍吸收。

以焦耳做单位衡量 ……

甘蓝菜含铁量比牛排多 ……

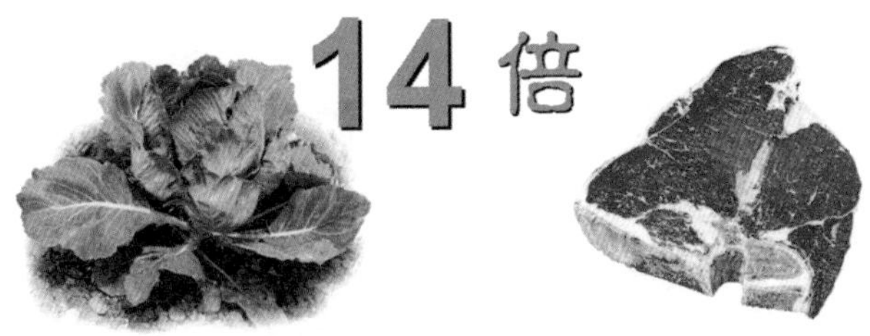

维生素C可促进铁质吸收

U.S. Department of Agriculture

另外，蛋白质也是一样的议题：

与很多植物比较起来，很多动物蛋白质的量其实是

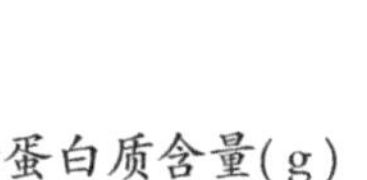

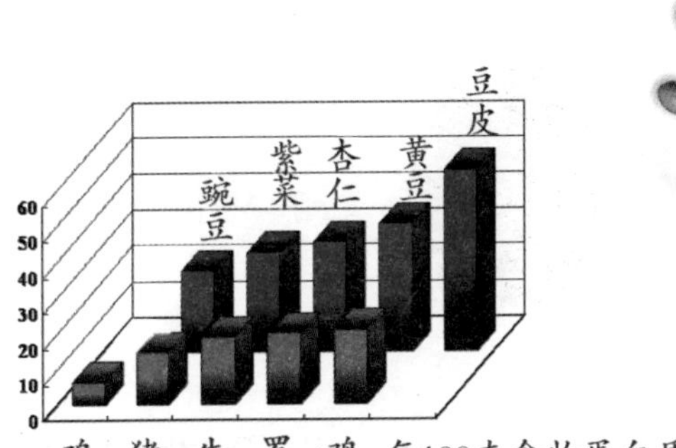

过去根深蒂固地认为不吃肉没有营养

其实正好相反

营养比较 蛋白质

不够的。像很多豆类蛋白质含量就比动物高，所以过去我们根深蒂固地认为不吃肉没有营养，其实这个说法是有争议的，是值得推敲的，在科学上可能是站不住脚的。

从下面的表格可知，您只要吃一口菠菜，就可以得到这么多的营养，而这些营养通常是综合性的，并不是靠吃维生素丸就可以补充的。而维生素丸是另外一种科学简化主义的产物，它并不是人体必需的补充品。

巨量营养素：水、脂肪、热量、多种蛋白质、碳水化合物、纤维素
矿物质：钙、钠、铁、锌、镁、铜、磷、锰、钾、硒
维生素：维生素C、维生素B_1、维生素B_2、维生素B_3、维生素B_6、泛酸、维生素A、维生素E
脂肪酸：肉蔻酸14：0、棕榈酸16：0、硬脂酸18：0、油酸16：1、油酸18：1、廿碳烯酸20：1、亚油酸18：2、亚麻油酸18：3
多种植物甾醇类

营养是上百种成分的综合表现
整体效用还超过单一成分作用的总和

您能从一口菠菜中得到这些营养

我们再来看这一个例子：

营养的比较。这两个比较对象，分别是等量的植物性食品和动物性食品。我们来看结果，牛肉、猪肉、鸡肉、全脂牛奶，这是我们通常认定的人体的重要营养来

营养素	植物性食物*	动物性食物**
胆固醇（毫克）	–	137
脂肪（克）	4	36
蛋白质（克）	33	34
β胡萝卜素（毫克）	29919	17
膳食纤维（克）	31	–
维生素C（毫克）	293	4
叶酸（毫克）	1168	4
维生素E（毫克）	11	0.5
铁（毫克）	20	2
镁（毫克）	548	51
钙（毫克）	545	252

* 等量（500克）土豆、菠菜、利马豆、豌豆、西红柿
** 等量牛肉、猪肉、鸡肉、全脂牛奶

源。我们把它们跟土豆、菠菜、利马豆、豌豆、西红柿里面的营养抽出来比较，发现在动物性食物里面，胆固醇的（这里指的是不好的胆固醇）含量很高，可是在植物性食物里面没有。植物性食物里面含有人体需要的脂肪酸——不饱和脂肪酸。可是动物性食物里面人体不需要的脂肪太多，而这些都是可以比较的。再来看蛋白质，动植物差不多，可是，难道我们人体需要的就只有这两种吗？不是的。我们还需要很多的微量元素。而在这些微量元素当中，植物性食物可以提供得非常充沛，而动物性食物里面，像 β 胡萝卜素、纤维素是没有的，维生素 C、叶酸、维生素 E，以及一些微量元素，动物性食

物中的含量都不太高。看了这个比较表，我们才发现其实植物的营养成分比动物的营养成分还要来得高，这跟我们过去的认知有出入。

那么从人体的特征来看，人到底更应该吃什么？

各位朋友，您有下图中豹子的这两颗牙齿吗？

生理特征给的答案是：素食

撕裂肉块
无平坦臼齿
磨碎食物
唾腺细小，酸性唾液无酵素
不能事先消化谷类

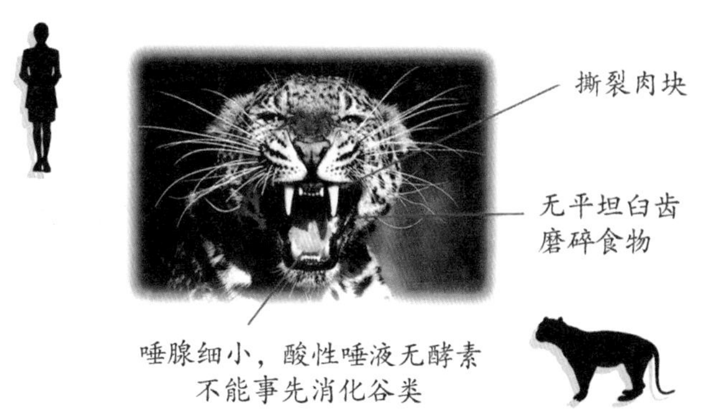

人类应该吃什么

没有的，我想一般人都没有这两颗牙齿。因为这两颗牙齿是用来撕裂肉块的。您可以看到这只食肉动物，它的臼齿是尖的，不是平的。可人的臼齿是平的，为什么？因为它是用来磨碎食物的。

还有，这只食肉动物，它的唾液腺很不发达，因为它的唾液腺是酸性的，没有酵素。为什么？因为它是吃

肉的。人类的唾液腺很发达，是因为它里面含有唾液淀粉酶，可以帮助我们先消化植物性食物里的淀粉。仅从这张嘴就可以看出人和食肉动物的两个不同。还有，胃部。这只食肉动物的胃酸是我们人类胃酸的20倍。也就

生理特征给的答案是：素食

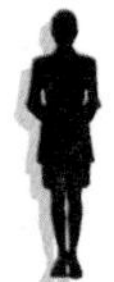

人类胃液呈弱酸性
适合消化高纤维植物类食品

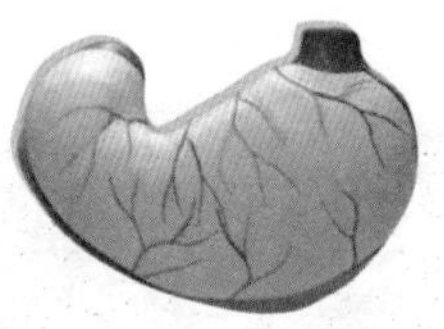

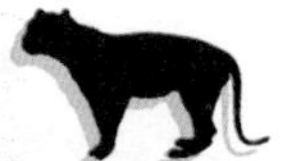

肉食动物胃液为强酸性
是素食者的20倍，适应消化肉与骨头

人类应该吃什么

是说，必须要有很强的胃酸才能够消化这些肉类，因为肉类很不好消化。所以当我们肉吃得太多的时候，各位朋友，您会发现您的胃部会分泌过多的胃酸。所以当一个人吃肉太多的时候，他会产生几个状态：第一个，他在平躺睡觉时，结果就会发现喉咙会变得沙哑。很多人不知道喉咙沙哑的原因是什么，总以为是话说得太多，导致喉咙沙哑和疼痛，其实不然。很多喉咙沙哑的人，到了医院去看医生，医生开给他的是胃药。为什么开胃

药给他，这是因为肉类吃得太多以后，胃酸分泌过多，躺下去休息时，会造成胃液顺着食道逆流，把食道灼伤，同时也把喉咙灼伤，所以他的喉咙才会痛。这个毛病不需要吃任何的药，您只要少吃肉就会自然痊愈。第二，长期如此会造成胃溃疡，这个疾病也可以通过减少肉食的摄取来预防。第三，从生理特征来讲，人类并不太适合吃动物性食品。

再往下走到了肠道，动物都有大肠和小肠。人类的小肠摊开来的长度大概是背脊的 12 倍；而食肉动物的小肠摊开来的长度只有它背脊的 3 倍，它的小肠很短，为什么？一样的道理，它不希望吃下去的肉，在它的肚子里面待的时间太长，它希望赶快把它们排掉，因为待的

生理特征给的答案是：素食

人类：小肠长，大肠壁皱叠，适合慢慢消化纤维食物，而非易腐肉食

小肠长度是背脊的12倍

小肠长度仅是背脊的3倍

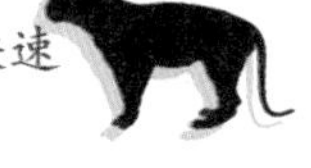

食肉动物：小肠短，大肠直且平滑，适应快速消化高浓缩蛋白，且易腐之肉食

人类应该吃什么

时间越长，肉类发酵所产生的毒素越多，故肠道所吸收的毒素也越多，所以要赶快把它排出去。因此它的肠道就比较短，那么人为什么要有这么长的肠道？因为植物纤维虽不能被消化，但却可以促进肠道的蠕动，只有较长的肠道，才能充分消化吸收植物性食物的营养成分。因此拿这么长的肠道去消化肉类，我们人类消化器官的弱点就完全暴露出来。所以从上述生理特征来看，人类是应该吃素的。

可是很多人会说，吃素好像体力会比较差！好像会比较容易疲劳！是这样的吗？

其实，耶鲁大学、密歇根大学、布鲁塞尔大学等一些非常有名的大学，他们都做过很多的试验，来证实吃

体力比较

来自耶鲁大学、密歇根大学、布鲁塞尔大学、贝尔京大学等，学者试验证实：

- ☑ 素食者精力约为肉食者的两倍
- ☑ 疲劳后恢复、强壮、敏捷三项素食者皆较优
- ☑ 素食者疲倦负荷时间为肉食者的二到三倍

Fisher I, 1907.　Ioteyko J, 1986.

素不会没有体力。

第一，他们发现素食者的精力约为肉食者的两倍；第二，疲劳后的恢复、强壮、敏捷这三项要素，素食者都优于肉食者；第三，素食者疲倦负荷的时间为肉食者的二到三倍。很多人会说，我不相信，您举例给我看吧！我们来看一下：

运动家现身说法——
第11届柏林奥运会马拉松冠军
韩国选手孙基祯先生为终身素食者

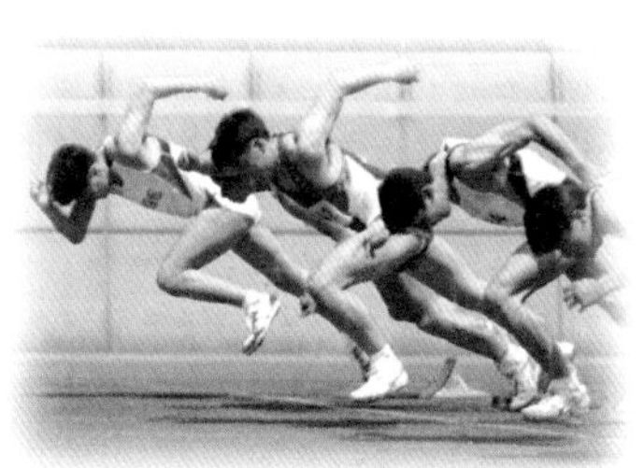

孙基祯先生享年90岁

素食者体力比较差吗

第 11 届柏林奥运会马拉松金牌获得者是韩国的孙基祯，孙基祯先生是一个终身的素食者，如果我们说素食者没有体力的话，那么为什么他可以跑马拉松？而且还能拿到金牌？另外我们要注意一个很重要的现象，就是西方的足球明星，平均寿命只有 54 岁。而这位韩国运动员，他的寿命却高达 90 岁。为什么西方的足球选手寿命比较短？第一个可能是过度的训练，第二个则是肉吃得很多，因为他们需要肌肉，人是要长身体还是长脑袋，前面已经讨论过了，这个部分我们要抉择。再看，这位孙先生，他虽然有这样高负荷的训练，但是他还活得这么长，其实跟他的饮食结构也有很大关系。很多人说，这个是亚洲人呀！可能是特例吧！

其实，不是特例。我们来看下面这位仁兄：

运动家现身说法——

9枚奥运会短跑金牌获得者卡尔·路易斯（Carl Lewis）说

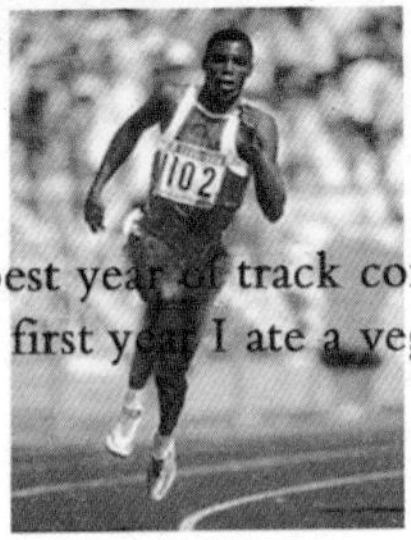

"My best year of track competition was the first year I ate a vegan diet."

"我参赛表现最佳的一年 正是我开始吃素那年。"

吃素体力比较差吗

这位仁兄叫卡尔·路易斯，卡尔·路易斯是历史上很少看到，9 枚奥运会短跑金牌的获得者。这位先生说："我参赛表现最佳的一年，正是我开始吃素的那年。"也

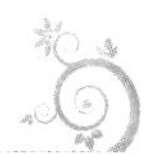

就是说他认为他表现最好的那一场比赛，是在他改善了饮食之后。而且这位仁兄，他是不喝牛奶也不吃鸡蛋的，我们称为严格的素食者。

还有一位选手叫做大卫·史考特。

运动家现身说法——

大卫·史考特（Dave Scott）说：

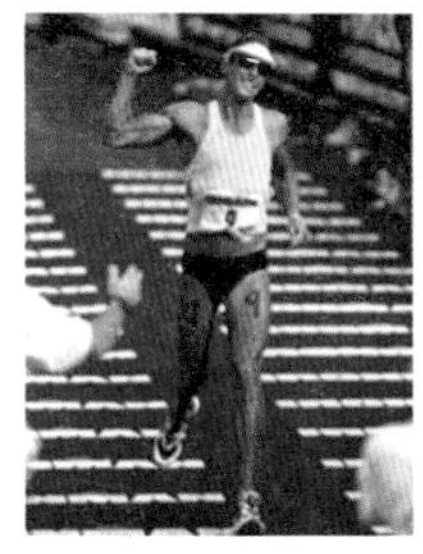

连续三年赢得夏威夷铁人三项持久赛冠军

2.4英里长泳
112英里单车长骑
26.2英里长跑

"运动员需要动物性蛋白质的说法，是可笑的谬论。"

吃素体力比较差吗

大卫·史考特曾经说："运动员需要动物性蛋白质的说法，是可笑的谬论。"这位仁兄是连续三年赢得夏威夷铁人三项持久赛冠军的选手。铁人三项包括：2.4 英里的长泳，112 英里的长骑，还有 26.2 英里的长跑。如果他没有体力的话，他绝对没有办法完成这样的任务。

下面这位选手叫做艾德温·摩斯：

他曾经在 1976 年与 1984 年，在这样长的时间跨度中，赢得奥运会 400 米跨栏比赛的金牌。而且曾经在 1977—

运动家现身说法——

艾德温·摩斯（Edwin Moses）

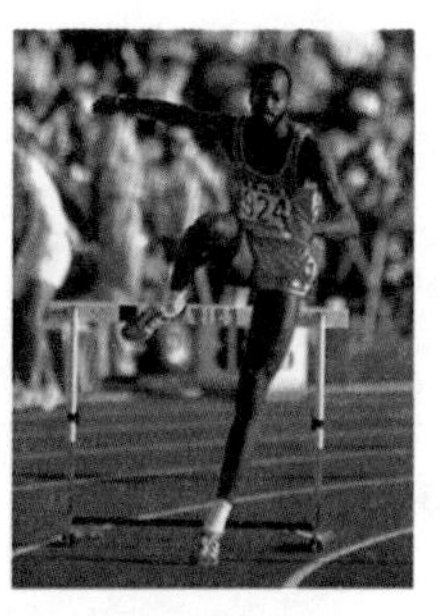

1976年与1984年奥运会
400米跨栏金牌
曾于1977—1987年
创122场比赛连胜纪录……

艾德温·摩斯是素食者

吃素体力比较差吗

1987年10年间，创下了122场连胜的纪录，一般运动员的职业寿命是不可能这么长的，可能很早就退役了，为什么他可以在10年当中，122场连胜？这可能跟他饮食的结构有关系。他是一个素食者。

再来看莫雷·罗斯：

1956年墨尔本奥运会上获得3枚游泳金牌的时候，他只有17岁。而他从两岁就开始吃素。

另外从自然界中的规律来看，体力好的、寿命长的动物，好像都是吃素的。

大象我们不能说它体力不好吧？

为什么我们会觉得吃素体力会不好，大家知道这是错觉。什么错觉？科学家研究发现：第一，肉类食物在

运动家现身说法——

莫雷·罗斯（Murray Rose）

他在1956年墨尔本奥运会
赢得3枚游泳金牌时
只有17岁

4
4

他两岁就开始素食

吃素体力比较差吗

体力好、长寿的动物都是吃素
马、牛、大象……
肉食动物体力与耐力都不足以承重

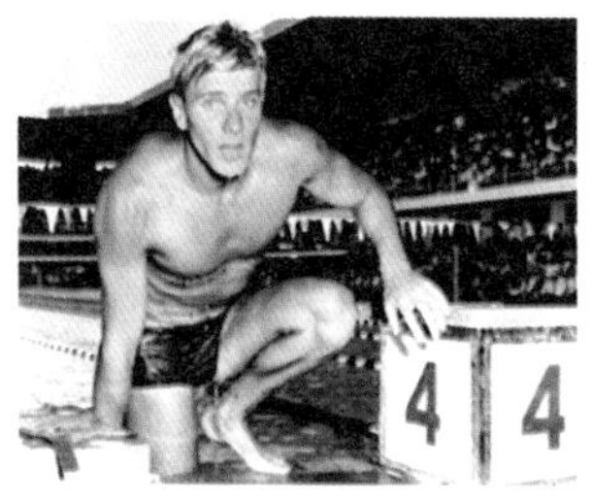

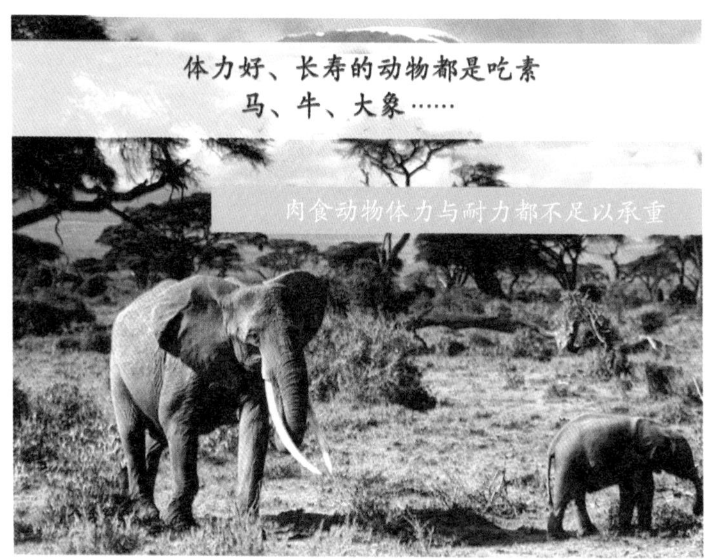

进入人体之后，在分解时，它会产生一种类似兴奋剂的化学物质。这种物质会麻痹我们的中枢神经，让我们的中枢神经产生饱足感和兴奋感。而中断肉食之后，您的神经因为不再受到这些化学物质的刺激，暂时没有办法适应，仅仅因为神经短时间没有接受刺激，所以您会觉得有饥饿和无力感。第二，因为素食很容易消化，很容易吸收，并且含有丰富的营养成分。一个人如果长时间吃肉的话，身体就像一块干涸的土地，很缺乏均衡营养的滋润，因为肉类比较不容易吸收跟消化，所以它得不到很丰沛的营养物质。因此，当您几天不吃肉，只吃蔬菜的话，您的身体就像干涸的土地，就算一下子下再大的雨，也很快会吸干。植物性食物因为很容易消化，在很短的时间之内营养成分就被您的身体吸收了，因此您会觉得特别容易饿。其实这时您的身体正在往健康的方向恢复，这是一个可喜的现象。因此吃素容易饿绝对不是因为我们没吃饱，而是我们生理需要的正常反应。

现在，我们已经知道，成年人适合吃素，那儿童呢?当然答案也是肯定的。

很多研究显示，吃素的儿童不但发育正常，而且身体与头脑的反应都比吃肉的儿童要好。我们刚刚看到莫

雷·罗斯，那个游泳健将，两岁就开始吃素了！可是很多的人就会讲，吃素的儿童好像会比较瘦？会比同龄人更苗条！各位朋友，瘦不好吗？很多人看到蔡老师，就跟他说您又瘦了。请问瘦不好吗？不一定，瘦不一定不好。因为，中度肥胖的儿童，成年后高血压的发病率是30%。重度肥胖的儿童，成年后脂肪肝发病率是80%，而80%的儿童肥胖会延续到他成年的阶段，造成他将来身体健康的一个负担。

许多研究证实素食儿童发育正常
身体与头脑反应皆比肉食者好

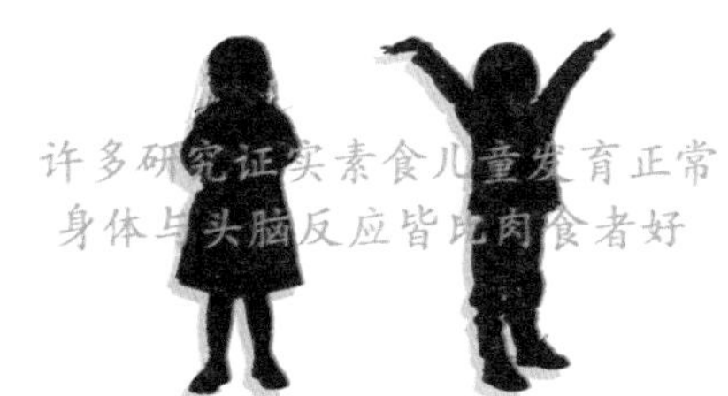

素食儿童好像比同龄人苗条
但……许多研究显示

中度肥胖儿童高血压发病率为30%
重度肥胖者脂肪肝的发病率为80%
80%的儿童肥胖会延续到成人阶段

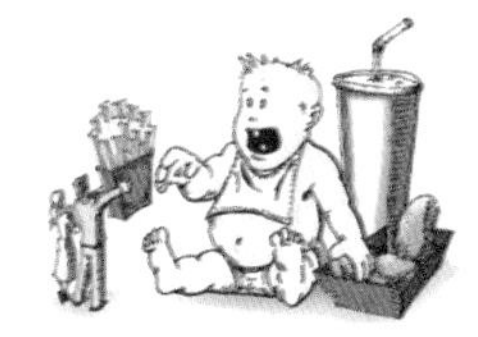

儿童适合吃素吗

儿童只有偏食才会引起营养不良，素食不会。素食的儿童到青少年的阶段，很多人讲好像发育比较慢！各位朋友，这也是错觉。为什么这是错觉？因为我们忽略

只有偏食会引起营养不良，素食不会

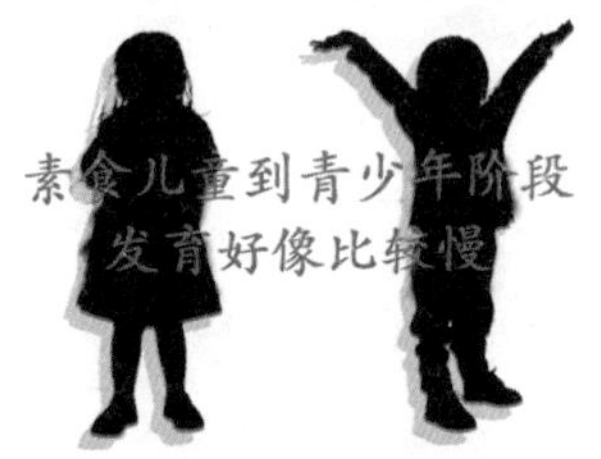

其实这是错觉！

只要营养均衡、适量运动即可

高动物脂肪、激素残留让青春期提早

成年后身体健康差、寿命减短

儿童适合吃素吗

了很多肉类在饲养的过程当中，是经过很多的生长素、激素的催化后出栏的。因此，我们看到现在很多的儿童，过早地发育。大家可以去很多的医院看一看，医院里面现在有一科，叫做内分泌科，以前我们是听都没有听说过的，因为它比较冷门。但是现在听说内分泌科门诊量很大，为什么？因为很多的儿童出现了性早熟的现象。其原因就是因为这些东西吃得太多。所以，我们现在都把正常的当成不正常的，不正常的当成正常的。人的生长曲线本来就应该是那个样子的。可是我们都觉得，为什么它长得这么慢。

那老人适合吃素吗？

我们可以看到，照片上这位老人——

开心加素食是健康长寿的秘诀

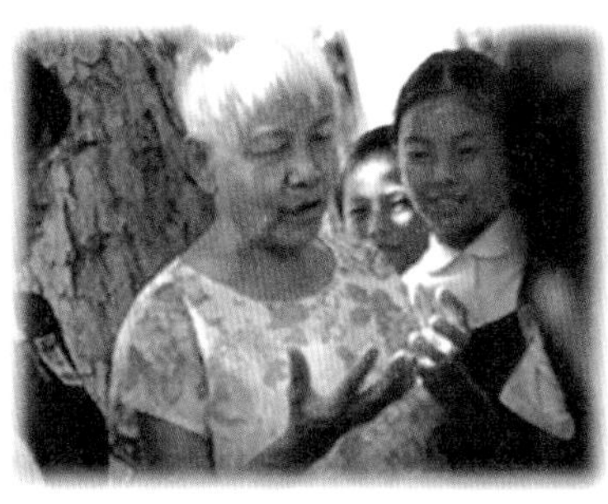

许哲女士
终身的素食者
111岁的年轻人

老人适合吃素吗

她是新加坡的国宝叫许哲。许女士，她是一个终身的素食者，她今年（2008 年）已经 111 岁了。她还在照顾很多七八十岁的老人。而这位长者在妈妈的肚子里面就开始吃素了，也就是我们所谓的胎里素，她这一生当中是没有吃过肉类的。所以，这个给我们很大的信心，从许哲的例子我们相信，无论是孕妇、胎儿、婴儿、儿童乃至青壮年人，人终其一生都适合素食。吃素绝对不会没有营养。

再从很多的例子来看，我们看到很多的名人也是吃素的。

甘地说："一个民族的伟大和她道德的水平，可以

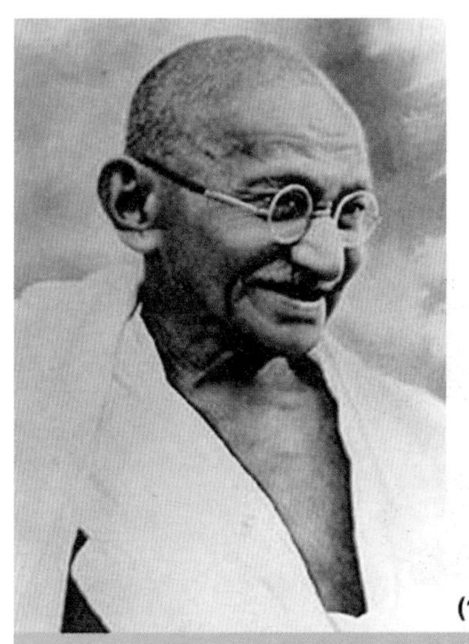

圣雄·甘地说：
“一个民族的伟大
和她道德的水平
可用其对待动物的
态度来加以衡量。”

(1869—1948)

素食提升您的精神素养

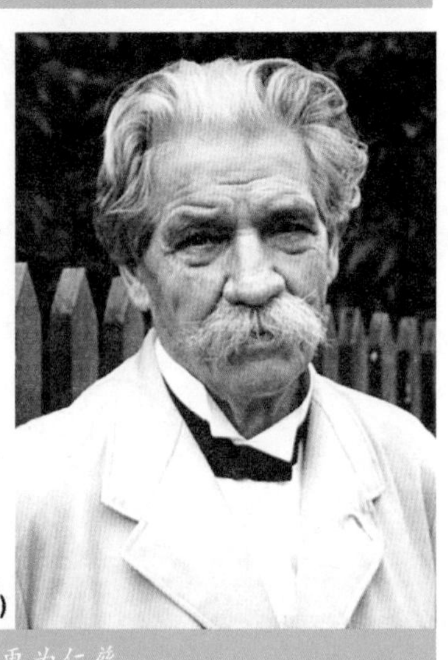

史怀哲先生说：
“除非人类可以将爱心延伸
到所有生物上
否则人类将永远无法
找到和平。”

(1875—1965)

素食让您更为仁慈

用其对待动物的态度来加以衡量。”甘地是吃素的。史

怀哲先生说："除非人类可以将爱心延伸到所有的生物上，否则人类将永远无法找到和平。"史怀哲也是一位素食者。

爱因斯坦，他也是吃素的，爱因斯坦说："没有什么能比素食，更能改善人的健康和增加人在地球上生存的机会。"

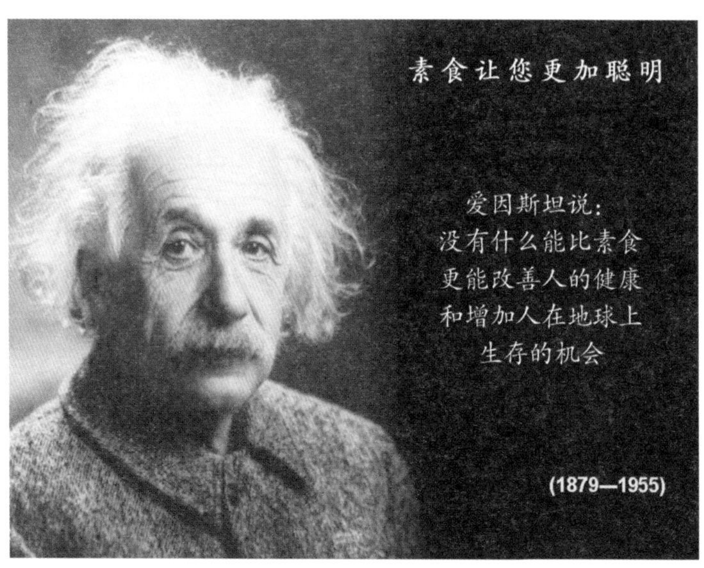

这些名人都在以他们的经验告诉我们，身体健康其实可以用合理的素食来做调配。而为什么一位伟大的科学家爱因斯坦会说，素食能改善地球的健康状态，从而增加人类的生存机会？真的有这么严重吗？

这是一个环保问题！

各位朋友，因为素食跟肉食已经造成了环保上的一个联系。

1960—1990年全球肉品消耗增加好几倍

- 越来越多的人把汉堡当成正餐
- 肉类已从配菜变成了主食
- 每天有大量剩肉被倒入泔水桶

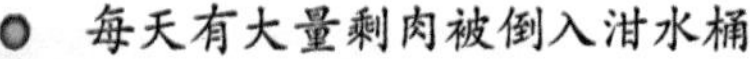

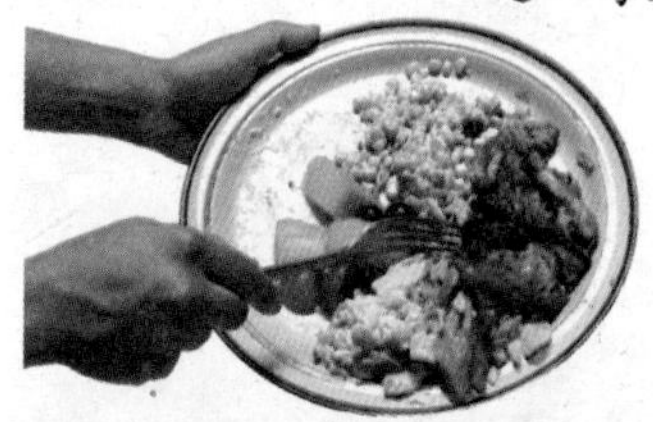

都与濒危环境密切相关

肉食增加带来环保问题

1960—1990 年短短 30 年间，全球肉制品的消耗激增了好几倍，越来越多的人把汉堡当成正餐，肉类已经从配菜变成了主食，也就是说 1 客牛排的肉量，在我们的祖父祖母那一辈，他们可能吃半年，而我们一餐就把它吃掉了，这是可能的。还有，每天有大量的肉被倒到泔水桶里，这也跟濒临危险的环境有密切的关系。其中的关联很复杂，以下我们一一介绍。

牲畜在饲养的过程当中，会产生大量的排泄物。全美畜牧业每年产生 9 亿吨的粪便，平均每个美国人可以得到 3 吨。再者，一头牛一年可以产生 14 吨的粪便，相

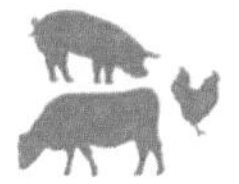

全美畜牧业
每年产生
九亿吨
粪便，每人
分到3吨

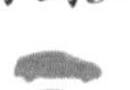

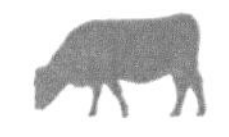

一头牛一年
约产生
十四吨
粪便

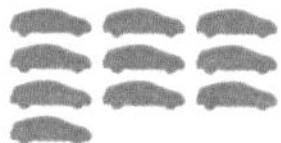

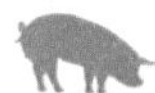

爱荷华州
猪每年产生
五千万吨
粪便，每个州民
约可分到16吨

David Pimentel. Cornell Univ.: Ohio State Univ.: Iowa State Univ.

肉食带来的环保问题

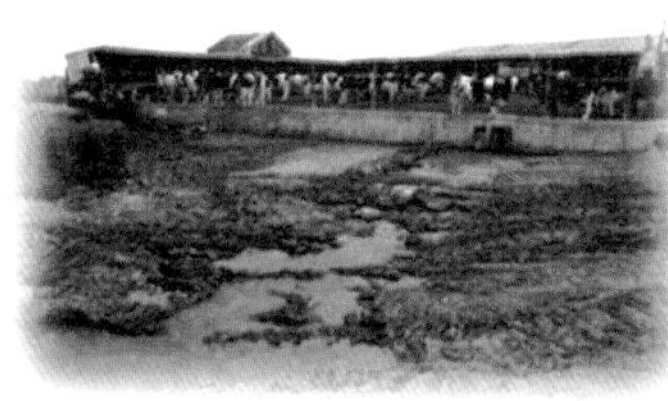

清理一个水源污染区
约要花费数亿美金

动物饲养的污染
并不亚于工业污染

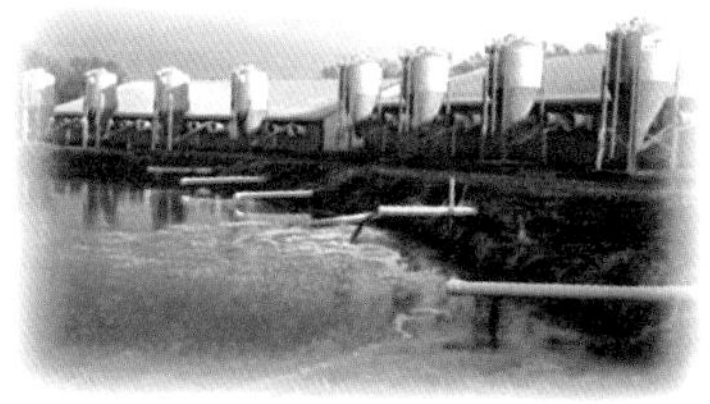

亚硝酸盐污染饮用水

当于 10 部车的重量。而在爱荷华州，猪每年可以产生 5000 万吨的粪便，平均每一个州民可以得到 16 吨，这都是很可怕的污染。

不仅是国外，据有关部门统计，国内畜牧业每年约产生 27 亿吨的动物排泄物，比所有工业废料总量多 3.4 倍。

而这些污染，我们来思考一下，动物会自己去盖下水道吗？当然不可能。这些粪便往往直接排入河水中，就可能会污染到我们的水源或地下水，间接造成我们饮用水的污染，而清理这些污染动辄必须用去数亿美元，这可都是纳税人的钱。

所以各位朋友，从上述信息，我们可以说明智地选择食物，也是在保护水源。

那么吃肉，还会经由什么途径造成我们水资源的消耗?

许多人可能不清楚，很多地方谷物不是给人吃的，而是给牲畜吃的。在美国，80%的玉米、90%的黄豆和 95%的麦子，是作为饲料给动物吃的。而我们不要忘了这些植物本身在种植的时候，就消耗了大量灌溉的水源。

目前，地球可利用的土地，约有 33%被用来生产喂养动物的农作物。所谓可利用的土地不包括高山、沙漠，

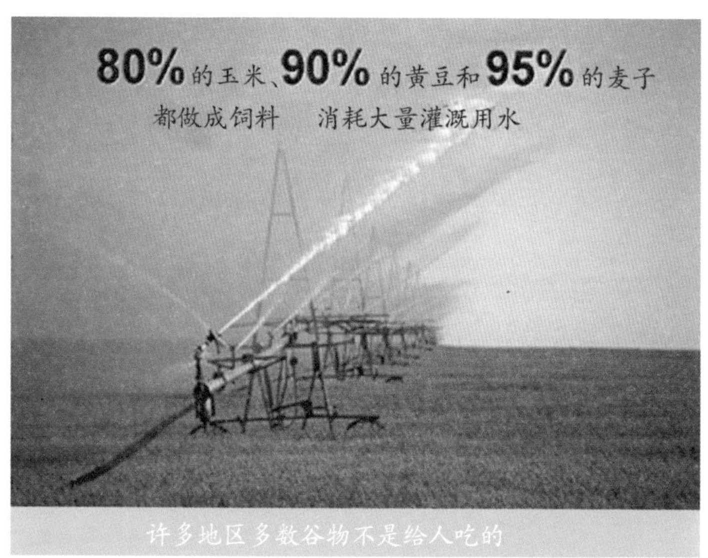
80%的玉米、90%的黄豆和95%的麦子
都做成饲料　消耗大量灌溉用水
许多地区多数谷物不是给人吃的

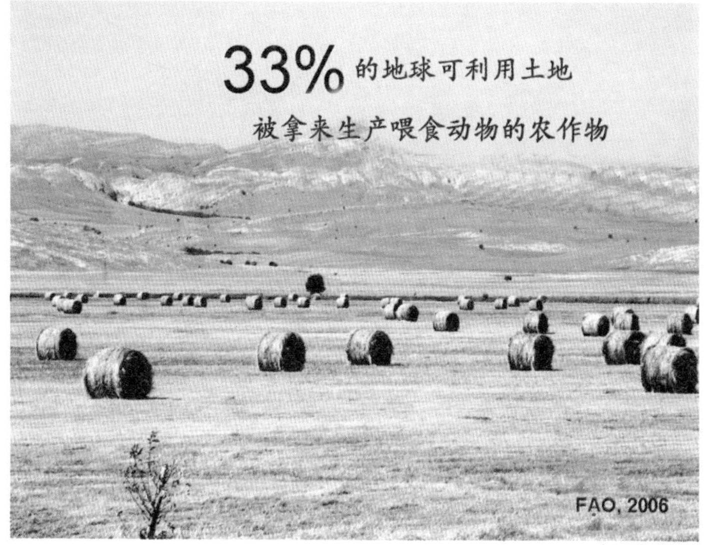
33%的地球可利用土地
被拿来生产喂食动物的农作物
FAO, 2006

贫瘠、恶劣的区域，也就是33%的精华土地上种出来的庄稼，都是给动物吃的，占了这么大的面积。而现代农业在种植这些作物的时候，通常必须要使用大量的杀虫剂、化肥、除草剂，这些有毒的化学药品，也在大规模污染我们的地下水。

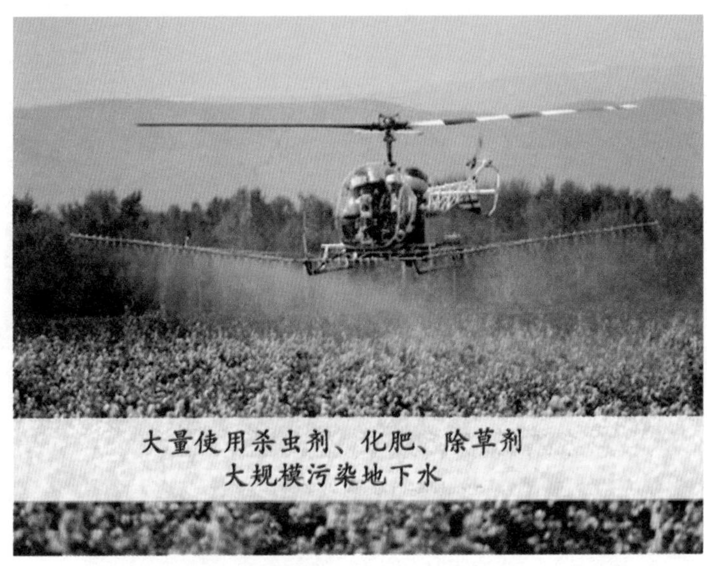
大量使用杀虫剂、化肥、除草剂
大规模污染地下水

农药的危害自不待言；化肥更是造成许多环境问题，例如造成土壤贫瘠、河水富养化等，现在许多湖泊蓝藻的污染，就与化肥过度的使用有关。我们来想一下，各位朋友，您曾经在您喝的水中闻到过腥味吗？那个腥味就是蓝藻的污染，那为什么蓝藻会超量繁殖？因为我们过量地使用化肥，造成河水与湖水太“营养”了，有利

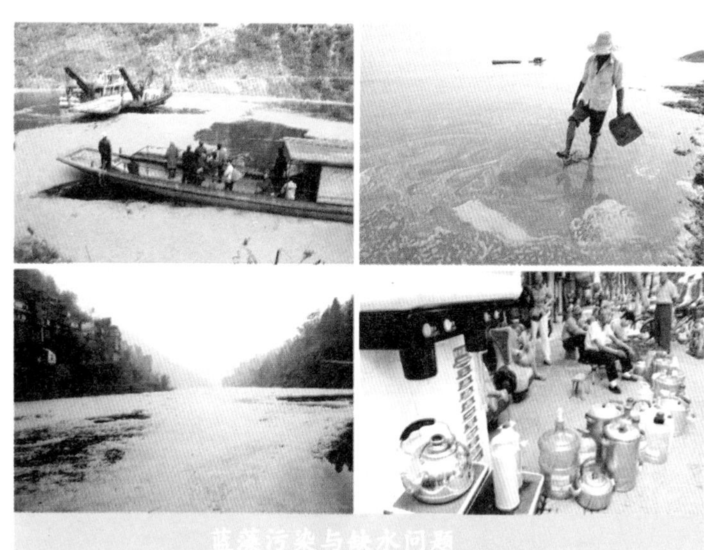

蓝藻污染与缺水问题

于蓝藻的生长，结果这些藻类消耗了水中大量的氧气，又造成了对鱼类生存的威胁。

上面几张图片是在巢湖和长江拍的。

因此，我们在思考环保问题的时候，常忽略了吃肉会污染、要消耗更多的水等因素。

科学家发现，生产 1 千克的牛肉需要 10 万升的水。而生产 1 千克的麦子，只要 900 升。生产 1 千克的土豆，只要 500 升。我们可以看到，吃肉所消耗掉的水非常的多。与吃素比起来，肉食在生产的过程中可能要多消耗 100 倍到 200 倍的水。请问我们的水资源很多吗？

各位朋友，其实看看下面这两张图片，我们就知道人类的水资源越来越缺乏。

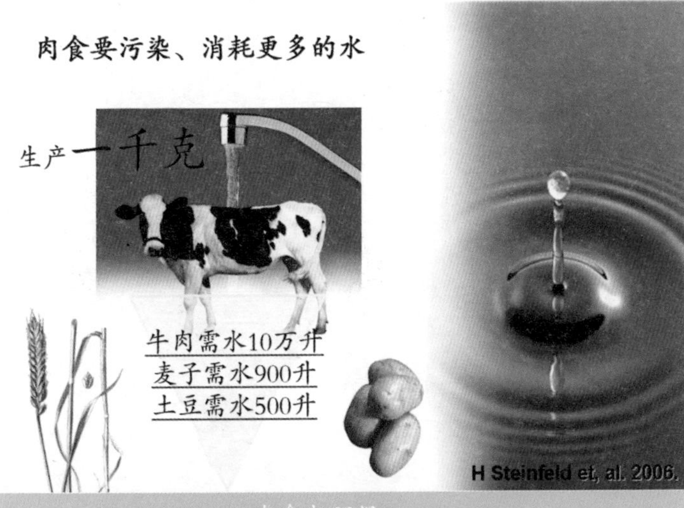

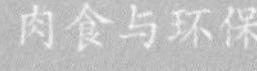

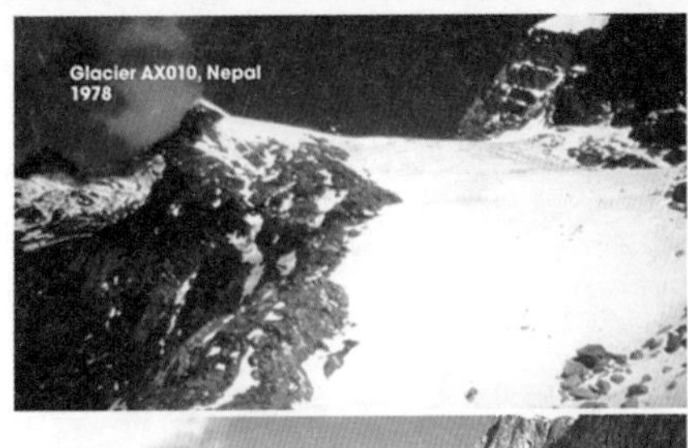

1978年

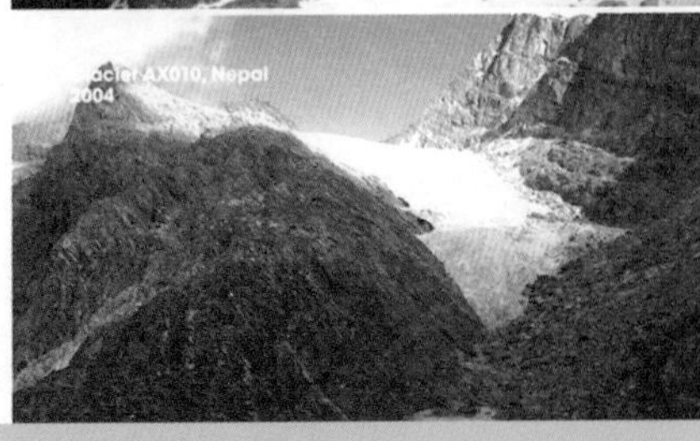

2004年

水资源在全球暖化下越来越缺乏

上面这张图片，是 1978 年在喜马拉雅山拍摄的；而下面这张图片，则是 2004 年在同一个角度、同一个季节去拍摄的。我们看到两张图片的差异在哪儿？大量的冰川减少了。而人类淡水的资源，有一大部分是蕴涵在冰川里面的。在全球暖化的过程当中，冰川不断地在减少，人类的淡水资源也不断地在消耗。

我们再来看一下这张图片。

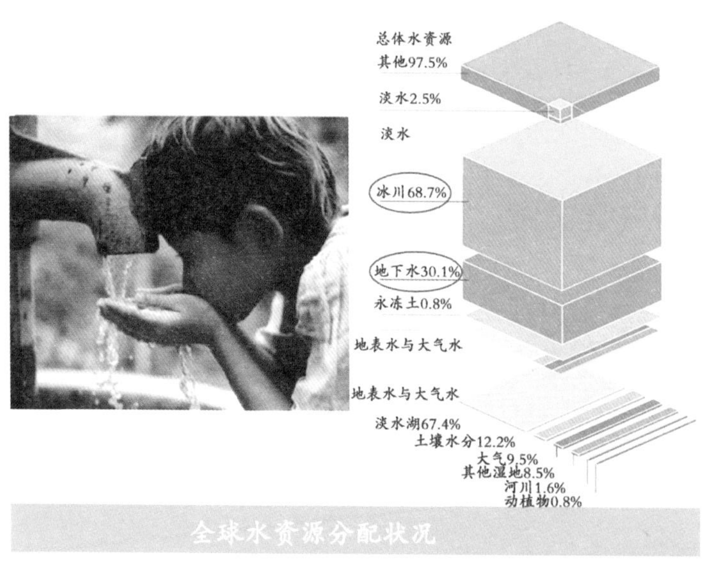

全球水资源分配状况

这张图片告诉我们，地球虽然是一个多水的星球，可是有高达 97.5%的水是海水，是人类没有办法直接取用的。只有 2.5%是淡水，如将这 2.5%的淡水拿出来，当成 100%的话，我们还可以看到有 68.7%是冰川， 30.1%

是地下水。也就是说，地球的暖化正在消耗这 68.7%的冰川水，而人类所使用的化肥、农药、牲畜粪便与其他工业废水，正在污染另外的 30.1%的地下水。也就是说经过这样的排挤，人类所使用的淡水资源将越来越缺乏。这是一个很值得关注的危机现象。

再来看下面这张图片，它所呈现的是 2006 年巴西亚马孙河遇到的百年不遇的干旱，您可以看到亚马孙河的干旱状况，而亚马孙河的流量曾经是长江流量的好几倍。它会干掉，那我们请问，哪一条河还能够说它可以保证永远有滔滔不绝的河水？这是很值得我们去思考的。

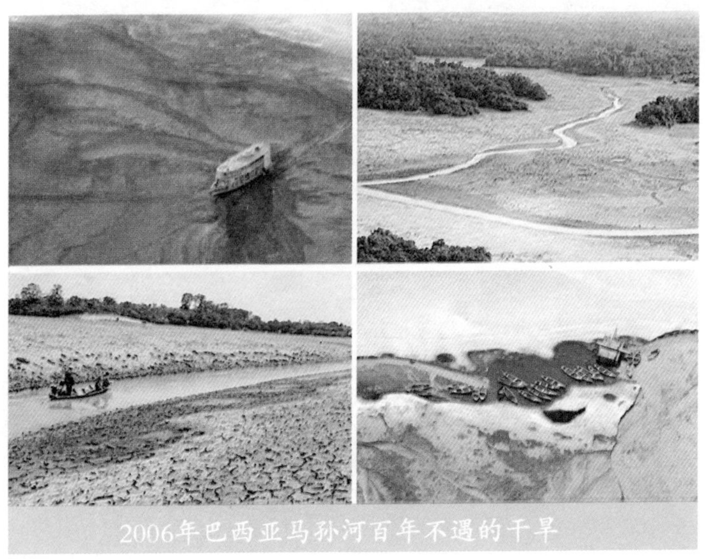
2006年巴西亚马孙河百年不遇的干旱

另外，用谷物换肉明智吗？我们来看——

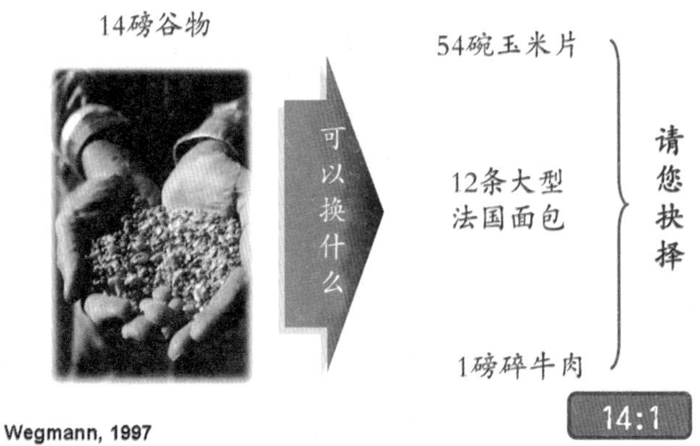

用谷物换肉明智吗

想象您在孤岛当中必须自给自足地耕作，好不容易您经过一段时间辛苦劳动，得到了 14 磅谷物。您用这 14 磅的谷物可以换得什么？第一个，您可以换 54 碗玉米片，您也可以做 12 条大型法国面包。可是如果您说对不起我不想吃素，那您拿 14 磅的谷物去喂牛，然后得到牛肉，您最后只能得到 1 磅的碎牛肉。各位朋友，14 磅的谷物可以吃多久？吃一个礼拜，省吃俭用的话。1 磅的碎牛肉，可以吃多久，一天可能都撑不过去了。所以请您选择，而且我们记住，14∶1 这个数字。为什么要记住这个数字，因为它表示能养活 14 个素食者的食物总

量，才能养活 1 个肉食者。

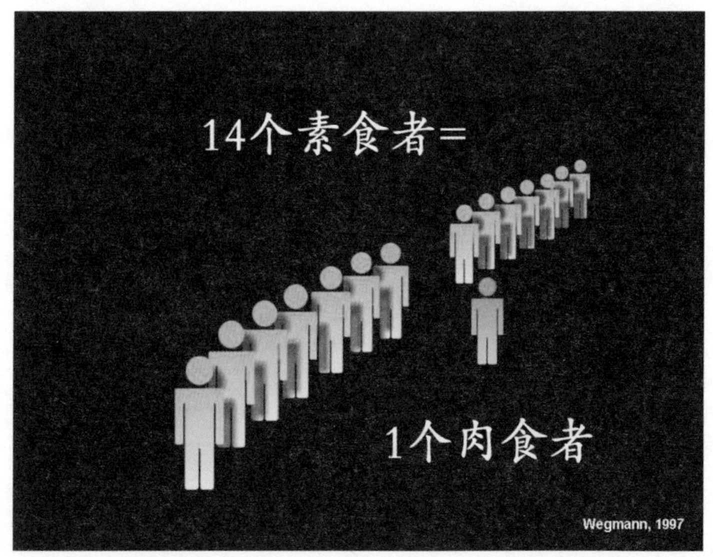

而各位朋友，我们想想看，地球的资源很多吗？要有 14 倍的土地，才能保证我们有肉可以吃。

没有那么多的土地，怎么办？很简单，砍森林，创造耕地嘛！可不可以？这也是一种选择。可是森林能够随便砍吗？森林是地球的肺部呀！我们看看下面 1975 年跟 2001 年这两张图：

这是人造卫星从太空中拍摄的巴西亚马孙热带雨林，我们发现二十几年过后，在这片土地上原本非常干净的热带雨林，出现了这么一道一道开发的痕迹，这些全部都是森林被砍掉的痕迹，不要忘了，这是在太空当中所

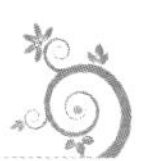

这么多耕地哪里来?

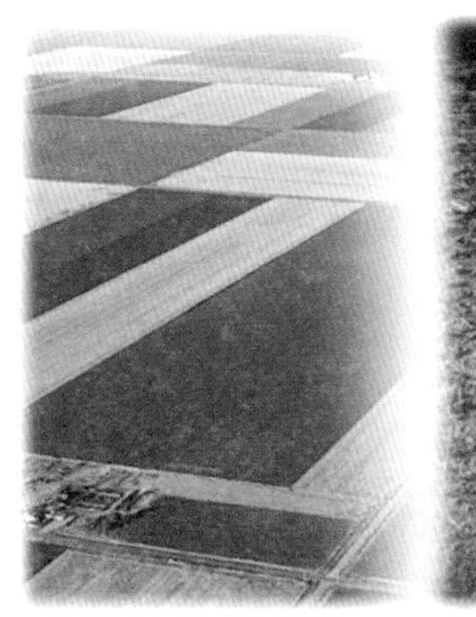

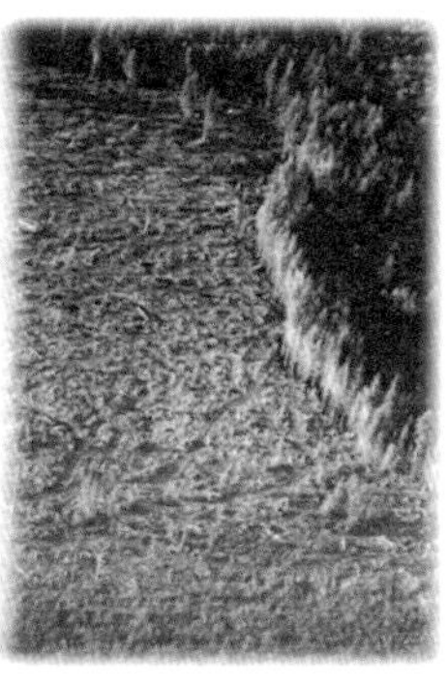

创造耕地，砍掉森林?

14倍的土地才能保证我们有肉吃

1975—2001年巴西雨林开发情形

多数成牧场或农田

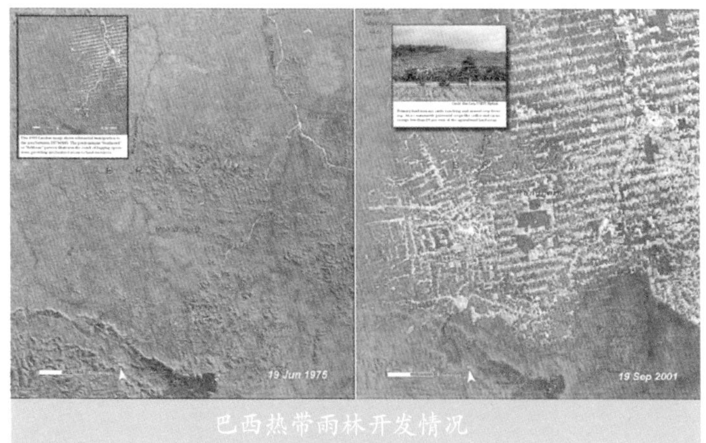

巴西热带雨林开发情况

看到的，那一条一条的痕迹，在地面上都曾经是广大的森林。

我们来分析一下，亚马孙热带雨林消失的原因是什么？

下图分析了2000—2005年亚马孙热带雨林被砍掉的原因。从图上可发现有将近60%的热带雨林被砍掉，最后被用来养牛，做牧场。另外有33%的雨林被砍掉，拿来经营小规模的农业。也就是说，砍掉这些雨林，最重要的还是为了满足人类吃肉的这样一个市场。所以，93%的森林消失与畜牧业有关，这是我们已经很清楚的，畜牧业带来大量森林的消失。

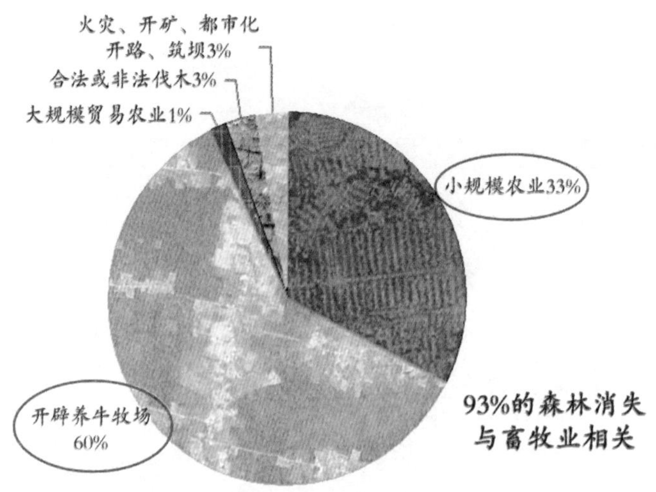

2000—2005年亚马孙雨林消失原因

接下来我们还会看到，畜牧业的发达也加速了表土资源的流失。

自然界500年生成1寸表土
目前每16年就流失1寸

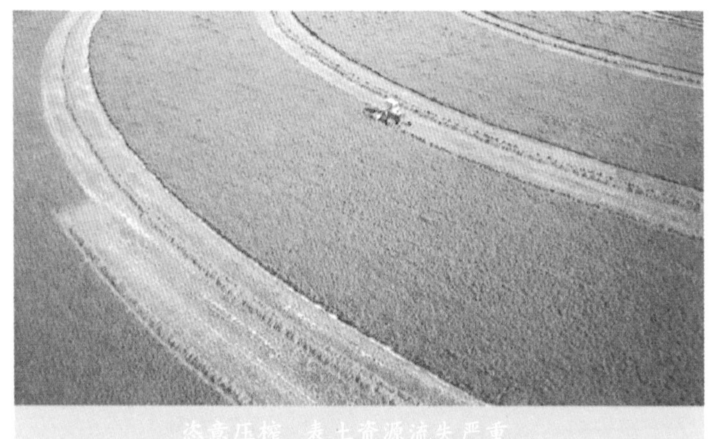

恣意压榨　表土资源流失严重

我们拿很多的植物去给动物吃，必须大量生产植物饲料压榨表土资源，其结果是自然界每 500 年才可以生成 1 寸表土，现在每 16 年就流失 1 寸。这个也是因为要满足人类大量食用肉类的需求。

还有过度放牧造成沙漠化的问题。

前几年呼伦贝尔草原退化的总面积，超过两万平方公里，占可利用草原的 21%。过度放牧造成全国 13 亿亩土地荒芜、水土流失，60%的草原退化。据统计，从 1989 年到 2006 年内蒙古牲畜数量从 5000 万只急剧上升到 1.1 亿只，年产肉类 120 万吨。

呼伦贝尔退化草原面积超过
两万平方公里　占可利用草原的21%

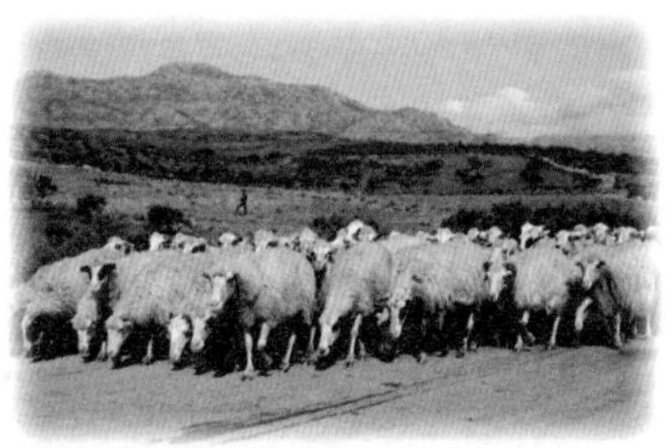

过度放牧全国13亿亩土地荒芜
水土流失 60%的草原退化

过度放牧造成沙漠化

草原退化会造成什么？沙尘暴。

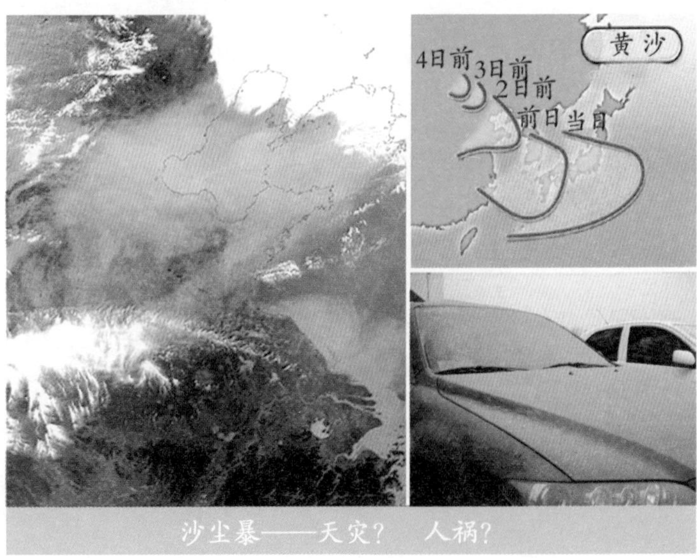

沙尘暴——天灾？　人祸？

因此，从上图我们看到，从内蒙古所起的沙尘暴，只要过 4 天的时间，就会吹到日本。所以现在很多日本的专家跑到中国来种树。为什么？因为如果不来这里种树，他们就会受到沙尘暴的侵害。各位朋友，地球已经是一个村了，地球村，我们不能再站在区域性的角度，去思考经济、环保的问题，那将会是非常狭隘的。

而荒漠化又造成很多的危机——

其中一个例子是月牙泉两千多年来首次面临干涸的危机，泉水面积由 24 亩减到 7.8 亩，水深由 10 米减到 1.1 米，这也是荒漠化的结果。

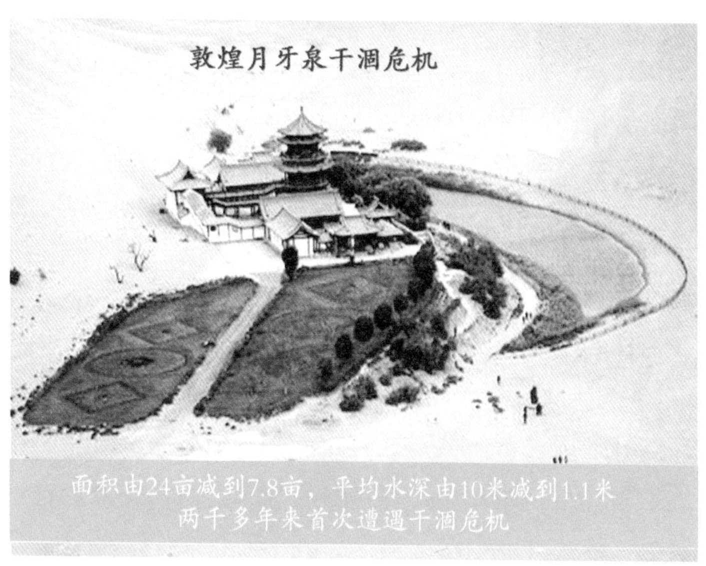

还有，集约饲养牲畜会产生大量温室效应气体。

养一头牛，每年要产生4000千克的二氧化碳。养一头猪，每年产生450千克二氧化碳。养一头羊，则产生400千克二氧化碳。可是很多人会问，那养一个人呢？人每年只产生300千克二氧化碳。也就是说养一头牛所产生的二氧化碳量，是养一个人的十几倍，而如果您开的是一辆2.0的房车，一年产生的二氧化碳量，大概只有3000千克，少于一头牛。这是一个很重要的信息。

集约养殖牲畜产生大量温室效应气体

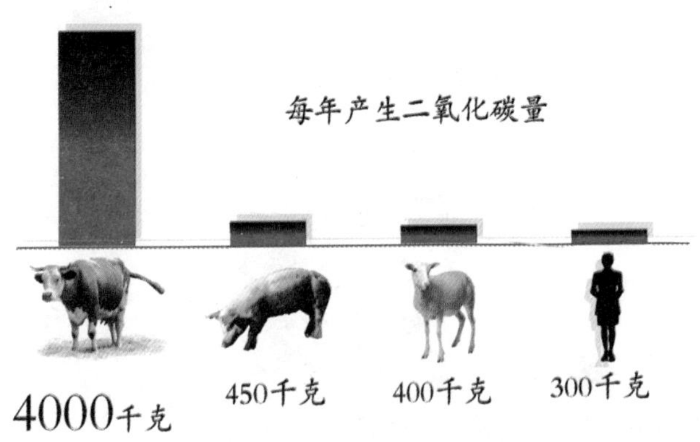

我们再来看一下另一个温室效应气体——甲烷：

目前全球每年甲烷释放量有37%来自畜牧业的牲畜养殖，而甲烷所引起的温室效应效力，是二氧化碳的23

甲烷释放牲畜养殖占
37%
甲烷引起温室效应的效力
是二氧化碳的23倍

倍。您看，我们饲养动物会产生这么多的温室效应气体。

这还不是最可怕的。

一氧化碳释放
牲畜养殖占 65%
一氧化碳引起温室
效应的效力是二氧化
碳的296倍
FAO, 2006

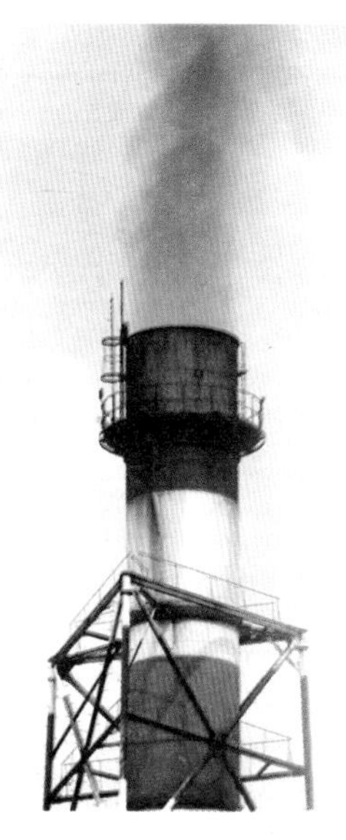

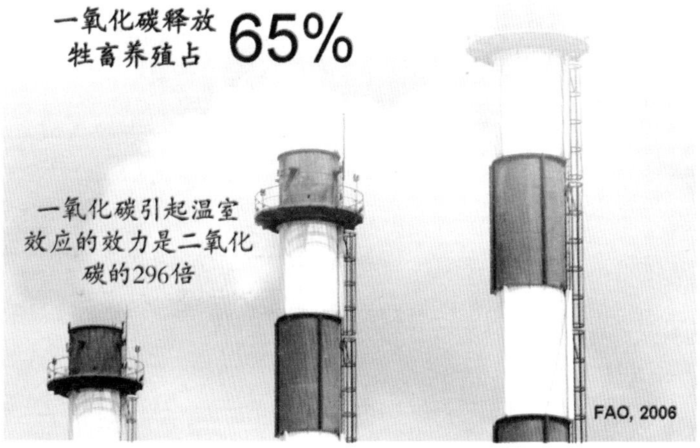

牲畜饲养业占了全球65%的一氧化碳释放量，而一氧化碳造成温室效应的效力，居然是二氧化碳的296倍。这可能是很多人并不清楚的。

还有，大气中有65%的氨的释放，是来自于家畜产业，这些气体造成大量的空气污染。很多人根本想不到，空气的污染，原来跟养这些牲畜也有关系。

65% 氨（NH_3）的释放来自于家畜产业

FAO, 2006

根据世界农粮组织在2006年公布的一份资料显示，畜牧业贡献全球18%的温室效应气体。所以我们可以看到，吃素原来还可以对环保有所贡献。

我们可以看到饲养这些动物所产生9%的二氧化碳、37%的甲烷、65%的一氧化碳，其总和居然比全球

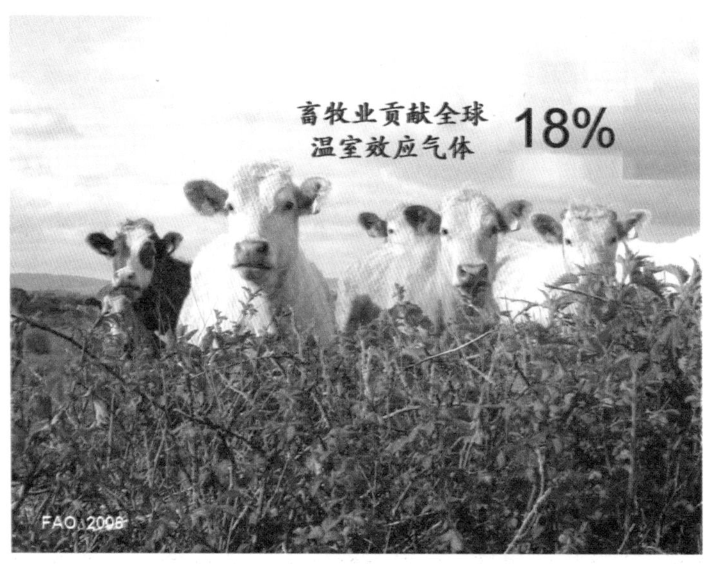

汽车所排放的温室效应气体还多。这可能是大家平时所没有办法想象的，大家觉得吃一口肉好像没什么了

包括
9%二氧化碳
37%甲烷
65%一氧化碳

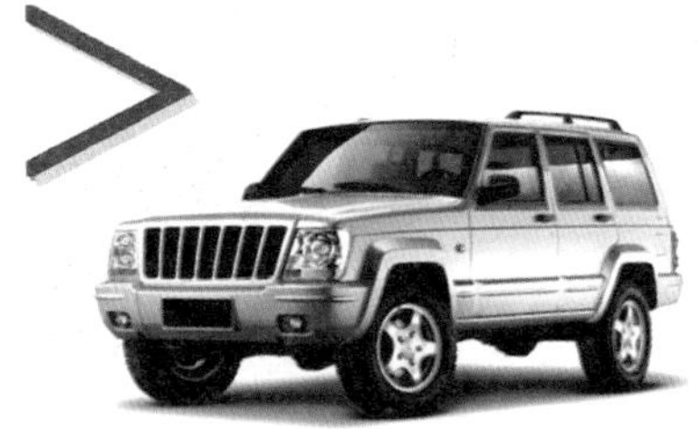

畜牧业的整体贡献比全球汽车总排量多

FAO, 2006

不起的，其实我们已经不知不觉地在为地球暖化做负面的贡献。这可能是我们在餐桌上不曾留意到的一个问题。很多人可能会想，温室效应、地球暖化跟我有什么关系？

下面是一个航拍图，记录的是5000亿吨南极拉森B号冰架，在35天之内崩溃的状况。这么大的冰架，在35天之内全部融掉，让很多科学家感到震惊。本来，科学家认为5000亿吨的冰大概需要两年才会融掉，结果，一个多月的时间就融掉了，为什么？因为地球太热

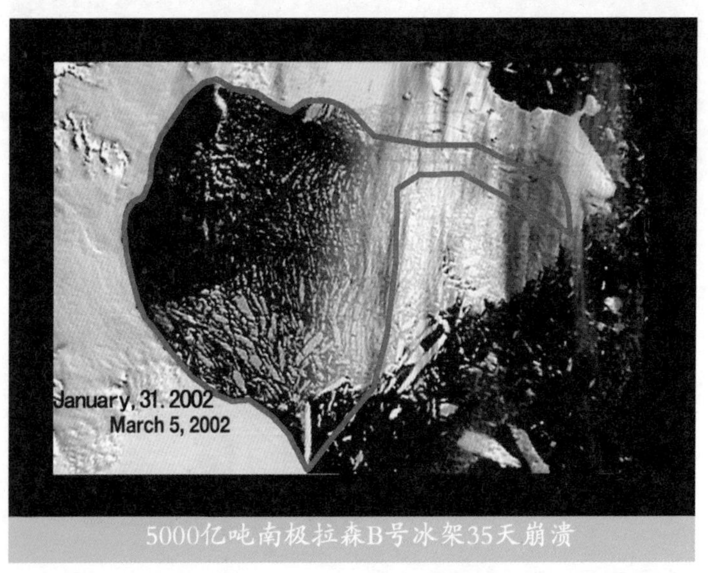

5000亿吨南极拉森B号冰架35天崩溃

了。而地球这么热，首先是海冰的融解，当屏障消失，接下来就是陆冰的融解，而陆冰的融解会造成全球海平

面上升。我们知道，南极大陆是一块大冰，如果南极大陆的陆冰开始融解，就会使海平面急速上升。

下面那一幅图是南太平洋一个岛国叫做吐瓦鲁，这个国家在公元 2000 年的时候，已经开始有计划地往新西兰移民。为什么？因为这个国家将要面临亡国的危险。为什么会亡国？不是因为战争的侵略，也不是因为瘟疫的流行，它亡国的原因，居然是因为水淹。为什么会淹水？因为温室效应。

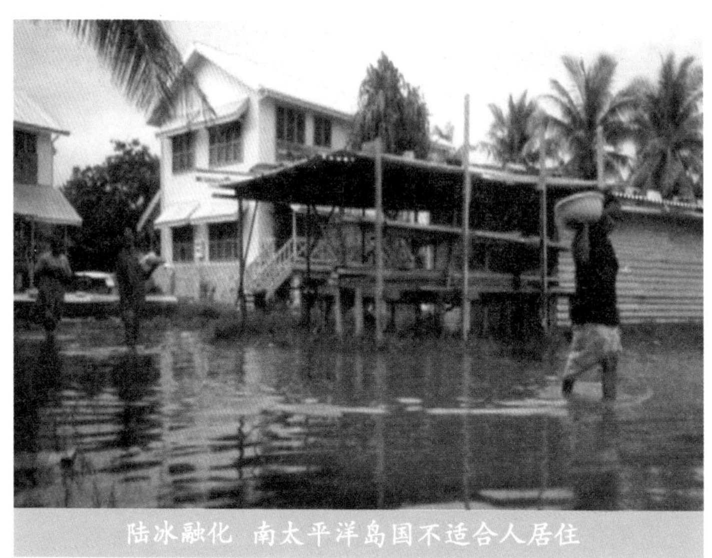

陆冰融化　南太平洋岛国不适合人居住

目前，地球上有两大块大陆冰，分别是南极大陆与格陵兰，科学家预计，如果地球这两块大的陆冰完全融解的话，全球的海平面将会上升 70 米。

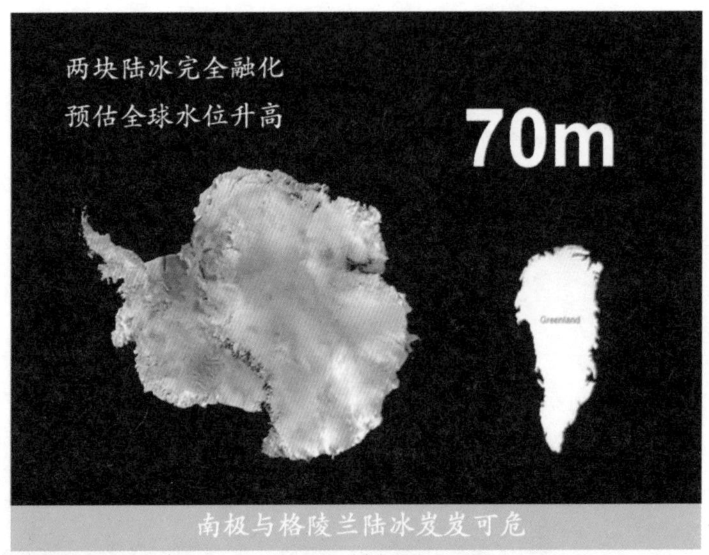

南极与格陵兰陆冰岌岌可危

各位朋友，上升 70 米是什么概念？我们现在所在的安徽将会变成海边，因为安徽的海拔正好是 70 米，而安徽变成海边意味着很多沿海城市将会沉到海底。

上图是北京的一个状况，经过计算机仿真的图像。而上海（下图）可能会更严重，整个太湖地区可能都岌岌可危，这是经过计算机仿真的一个状况。

我们可以发现，如果温室效应的危机不缓解，那么未来沿海城市的前途将是令人担忧的。我们其实不用等到真正被水淹没的那个时候，就能感受到温室效应的可怕。

去年（2007）的时候，中国内地各地汛情不断。

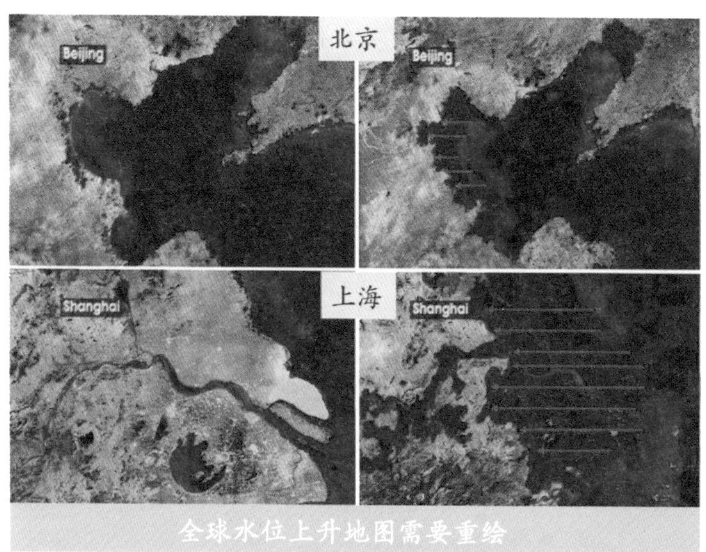

全球水位上升地图需要重绘

因为温室效应而导致的气候变迁，我们可以从下面的图示中看到，这是我从网络上收集到的一个信息，它集中了在2007年7月的一个月当中，国内各地所出现的极端气候。

首先，东北北部667万人缺水，农田受害面积超过400万公顷，这是在7月。辽宁两天内连续17次雷雨预警，这也是在7月。青岛遭遇龙卷风的突袭，上千棵杨树连根拔起，也在7月。济南大暴雨34人丧命，是有史以来单一小时最大降雨量，这也在7月。淮河流域降水创历史第二新高，分洪面积达115平方公里，也在7月。浙江1/4县市，7月极高温度超过40度，也在7月。江

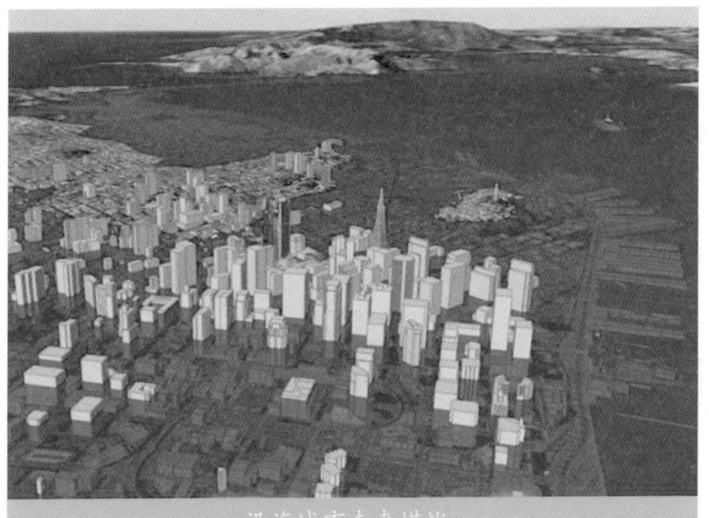
沿海城市未来堪忧

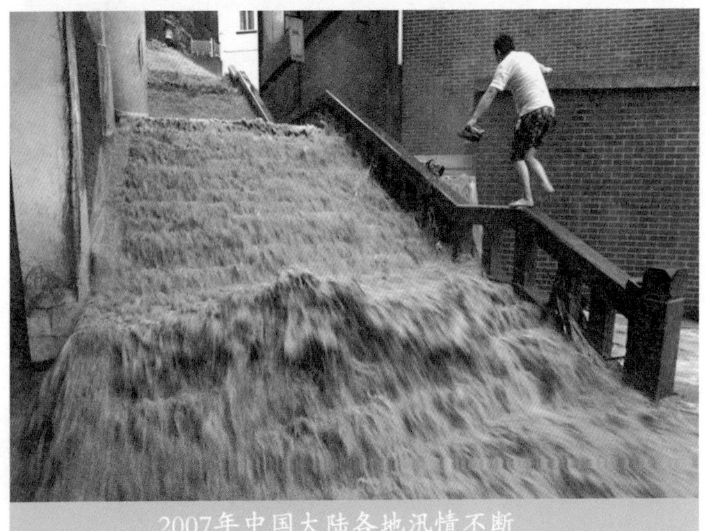
2007年中国大陆各地汛情不断

全国耕地受旱面积达1.64亿亩
乌鲁木齐降雨创新高造成30人死亡
内蒙古部分地区遭遇冰雹大雨3死3失踪
北京7月伏天飞雪过程持续5分钟
东北北部667万人缺水，农田受旱超过400万公顷
辽宁两天内连发17次雷雨预警
青岛遭龙卷风突袭，千棵杨树连根拔起
济南大暴雨34人殒命是有记录以来单一小时最大降雨量
淮河流域降水创历史第二，高分洪面积达115平方公里
浙江1/4县市7月极端高温超过40度
江南华南大范围干旱，福州连续高温32天
重庆115年来最大降雨导致55人死亡
云南暴雨引发泥石流82人死亡

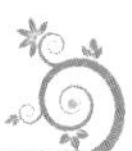

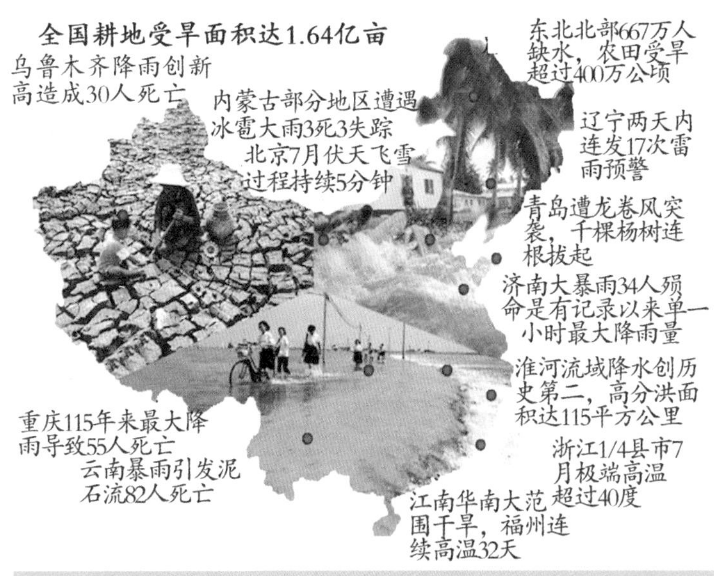

中国大陆2007年7月的极端气候

南华南大范围干旱，福州连续高温 32 天，也在 7 月。重庆 115 年来的最大降雨，导致 55 人死亡。云南暴雨泥石流造成 82 人死亡。北京伏天飞雪持续 5 分钟，也在 7 月。内蒙古部分地区遭遇冰雹、大雨的侵袭，3 人死亡 3 人失踪，紧接着乌鲁木齐降雨创新高，造成 30 人死亡，也在 7 月。仅一个月内，全国的耕地受旱面积达 1.64 亿亩。这都是温室效应所带来的问题。

而下面这张图片大家一定不陌生：

在 2008 年初全国蒙受雪灾的影响，也是温室效应所造成的气候变迁现象。

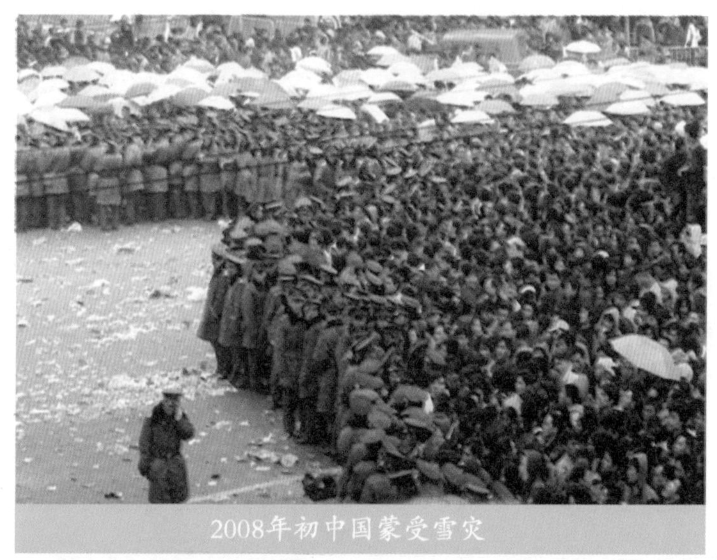
2008年初中国蒙受雪灾

以上所有极端气候统统是因为温室效应所致。这个现象可以说是全球性的，像美国这几年也同样是飓风、龙卷风肆虐；巴西在2004年更是出现历史上第一个飓风，这是过去所不曾发生的气候现象；2008年初缅甸一次风灾，就造成6万人罹难；英国大暴雨成灾；非洲干旱持续恶化。也就是说不是暴雨肆虐，就是干旱，这是全球气候没有得到调节的结果，而这个状况跟我们吃的每一块肉都息息相关。

更重要的是，科学家研究表明，这种极端气候还将直接冲击农业。

夜间温度每上升1摄氏度，稻米产量就减产10%。

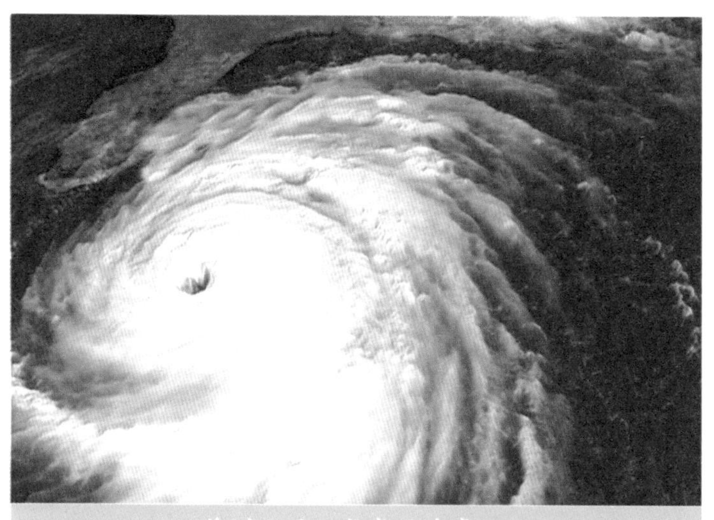

美洲飓风、龙卷风肆虐

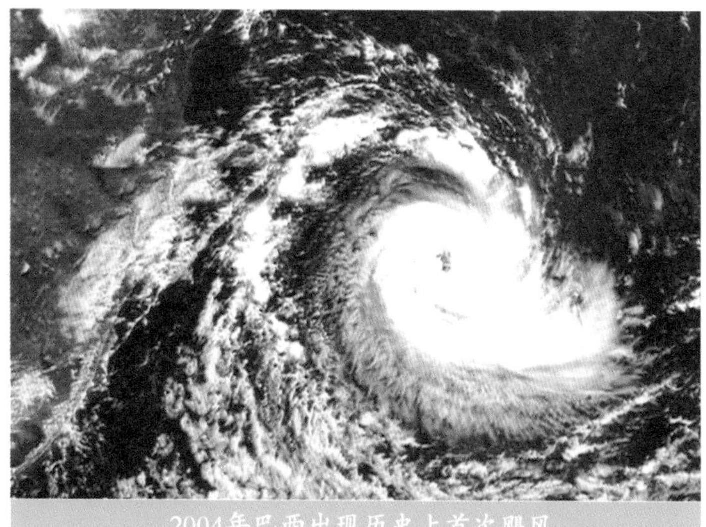

2004年巴西出现历史上首次飓风

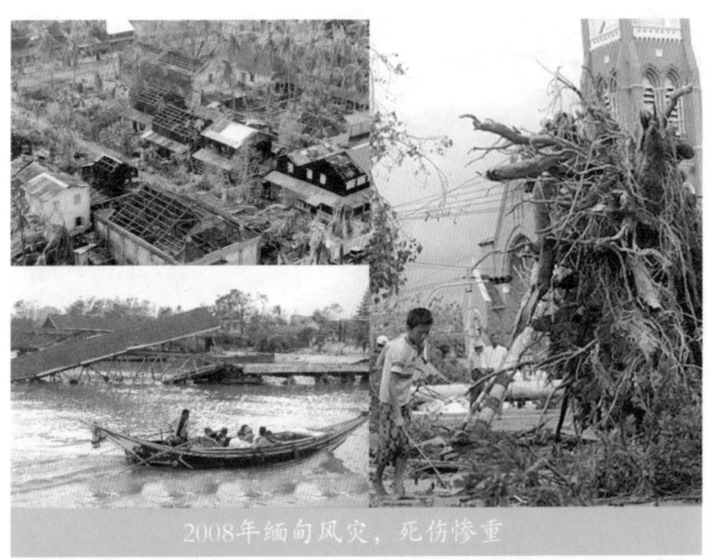

2008年缅甸风灾，死伤惨重

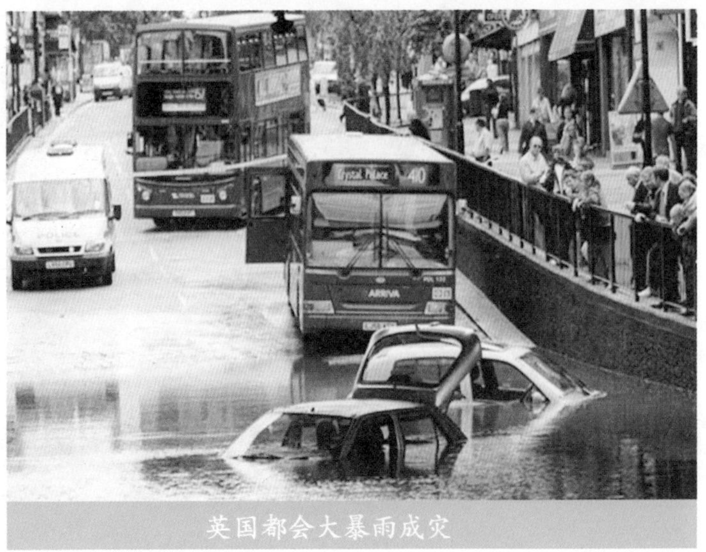

英国都会大暴雨成灾

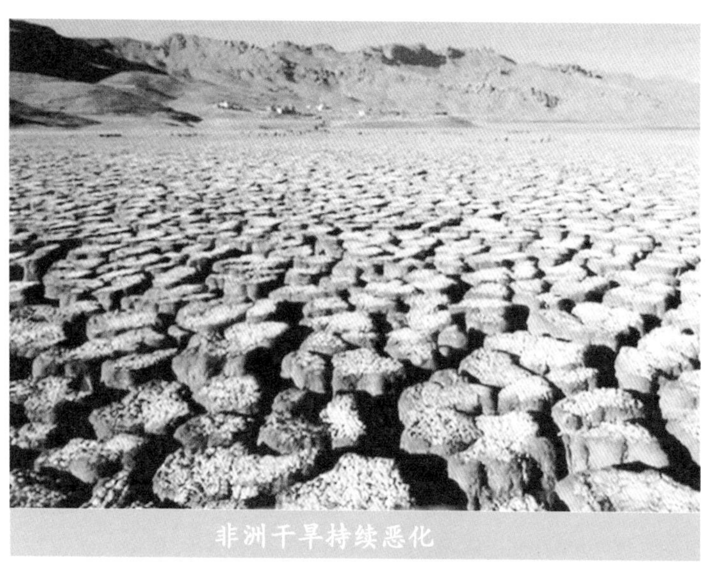

非洲干旱持续恶化

夜间温度每升1摄氏度
稻米产量就减

10%

Bacheiet et al., 1993

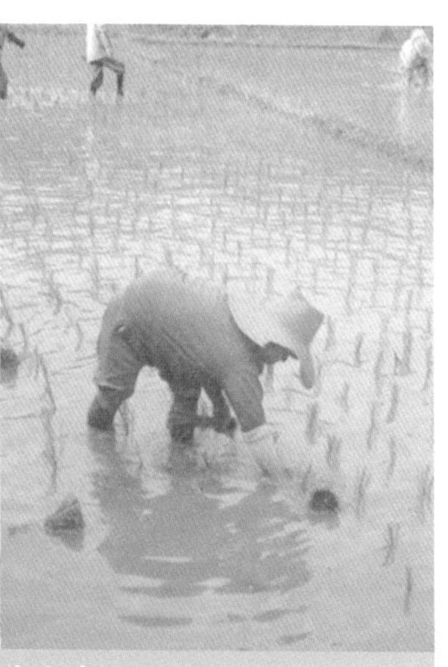

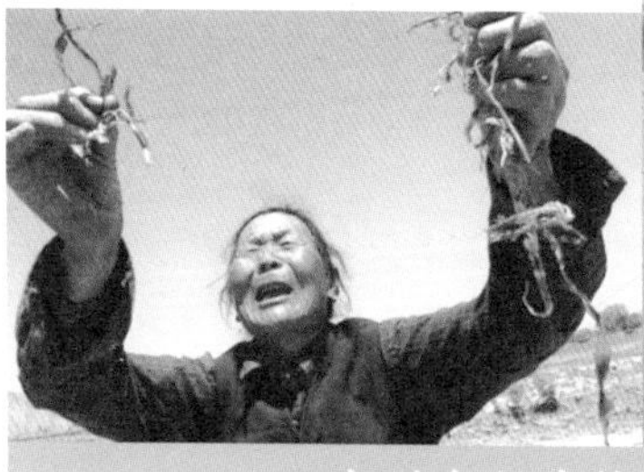

极端气候直接冲击农业

所以各位朋友，我们来看一下这张图片：

旱区高于35℃ 天数为30—55天

部分地区高于40℃ 天数达10天以上 甚至突破44℃

四川、重庆秋粮的气象产量变化

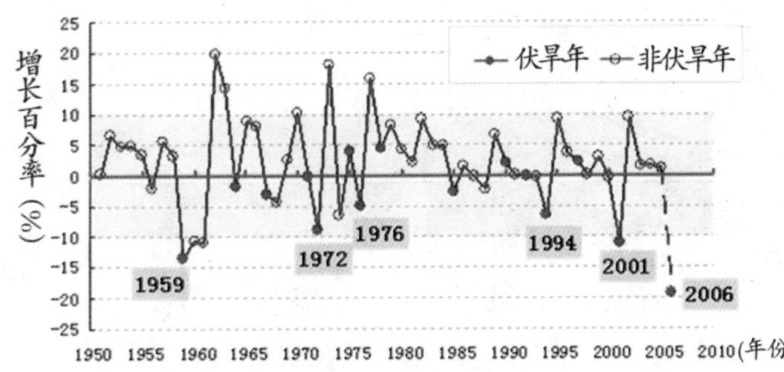

川渝地区伏旱年份与其他年份秋粮的气象产量变化情况

川渝区2006年强旱粮食减产500万吨

2006年川渝地区强旱造成粮食减产 500 万吨，这是我得到最近的一个信息了，后面我就没有再去追踪，大家可以再去看一看。2006 年，川渝地区的稻米产量是新中国成立以来最低的水平，为什么，因为干旱，这也是气候变迁所造成的。

各位朋友，我们来仔细想一下，农业减产，能源消耗，水资源越来越少。当您看到这些信息时，您会联想到什么？物价指数上涨、钱包缩小，因为粮食减产必然导致物品涨价。所以今年（2008 年）中国大陆

粮价大规模上涨。

这是我在报纸上收集的一些信息：2007 年 8 月蔬菜价格上涨将近 50%，11 月猪肉价格上涨 56%。而 2008 年上涨的幅度更可怕。这些都与我们平常的生活习惯有关。我们不要认为吃一块肉跟气候变迁没有关系，气候变迁也跟我们的钱包没有关系，其实它们都是连在一起的。

2007年8月蔬菜价格涨49.5%11月猪肉价格涨56%
粮食价格涨6.4%带动食品类价格涨18.2%

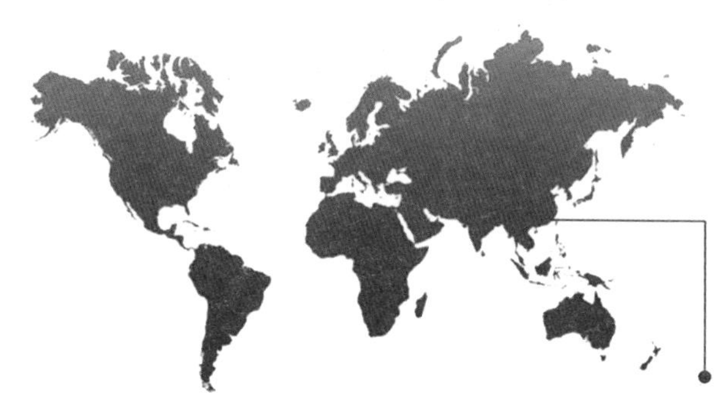

中国内地粮价、物价大规模上涨

2007年国际食品的价格已经逼近 30 年来最大的涨幅：土地的退化、土壤的流失、贫瘠、污染、缺水、盐碱化、生物链破坏，已经影响了全球 1/3 人口的吃饭问题。所以各位朋友，我们应该怎么做？

土地退化引起土壤流失、贫瘠、污染、
缺水、盐碱化、生物链破坏等
已影响全球1/3人口的吃饭问题

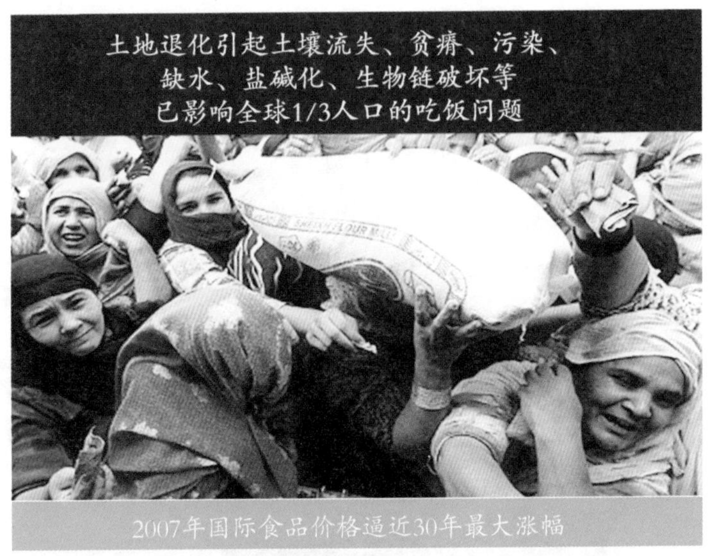

2007年国际食品价格逼近30年最大涨幅

2007年7月，英国科学家艾伦·卡佛特就用计算的方法指出，解决全球变暖最简单的方法就是停止吃肉。他计算出人类有21%的能源是使用在家畜的饲养上面，人们只要改善饮食，就会有大量的能源被节省下来，人类马上可以缓解当前温室效应的困境，而这21%的能源还不包括牲畜饲料的生产、机械屠宰、包装、运输、冷藏等间接释放的能量，大家都知道，如果把这些全部加进来的话，我们可以节省多少能源？我们可以不用牺牲交通，不用牺牲我们的空调，不用牺牲我们很多的正常生活，只要我们管住这张嘴就可以了，这是一个非常简单的方法，况且人类也不一定只有从肉食中才能得到营养。

2007年7月英国科学家艾伦 卡佛特指出
解决全球暖化的简单方法就是停止荤食

他计算人类能源使用有 **21%** 花在饲养家畜上

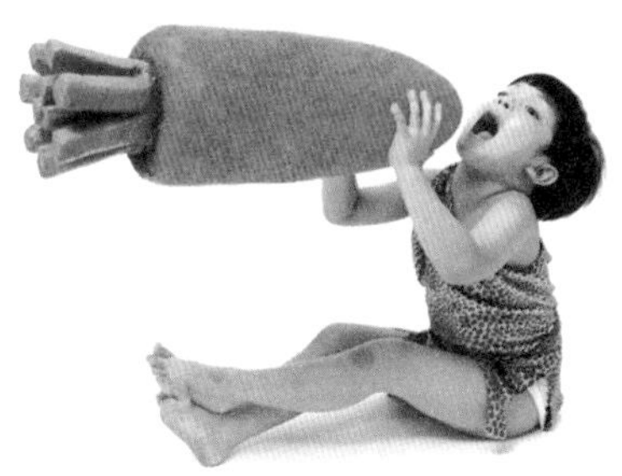

还未包括饲料生产、机械屠宰、包装、运输与冷藏等间接排放过程

Alan Calverd, 2007

最近国际上许多专家也在呼吁素食。2007 年与美国前副总统戈尔共同获得诺贝尔和平奖的联合国政府气候变迁问题委员会（IPCC）主席帕高瑞（Rajendra Pachauri）就曾大声疾呼，希望发达国家应少吃肉，为温室气体减排尽一分心力。

科学家指出由肉食改成素食，二氧化碳每天可以减排 4.1 千克，也就是说本来我们是吃肉的，如果现在改吃素，每一天我们就可以减少排放 4.1 千克的二氧化碳。

请大家看看，一棵树，一年可以吸收多少二氧化碳：

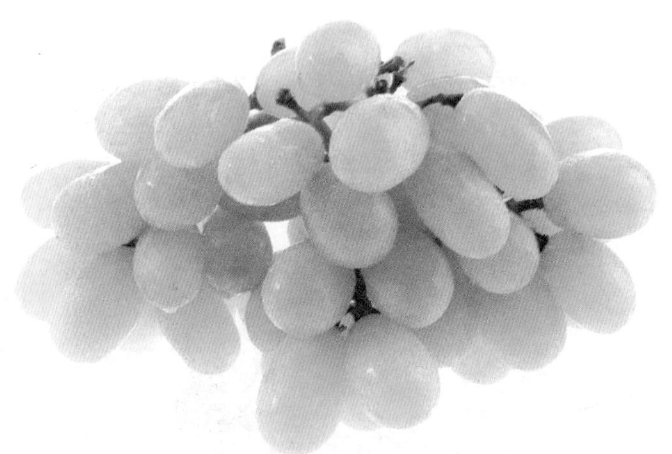

肉食改成素食CO_2减排量每天约**4.1**千克

只有5—10千克。所以各位朋友您请思考一下，如果您吃素一天，所减少排放的二氧化碳量就相当于您种了180—360棵树。

您只要吃素一天，就等于您去种了180—360棵树，这是太有价值、太有意义的事情了，您说我没有时间去种树，那么您总有时间吃素吧，是不是？那么简单就可以实现二氧化碳的减排，我们为什么不做？因此，这个议题是我们必须要去思考的。所以各位朋友，我们必须宏观地来思考以下的结论。

第一，集约饲养牲畜，是养活人类最昂贵的方式，也是历史上从来没有出现过的方式。第二，生产动物性蛋白的效率非常的低。第三，生产肉类所需要的水是小

一棵树每年平均可吸收5—10千克CO_2

吃素一天 =

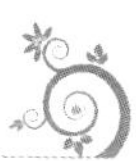

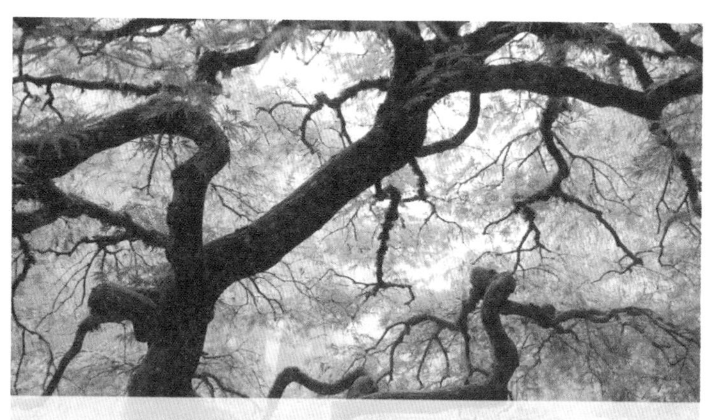

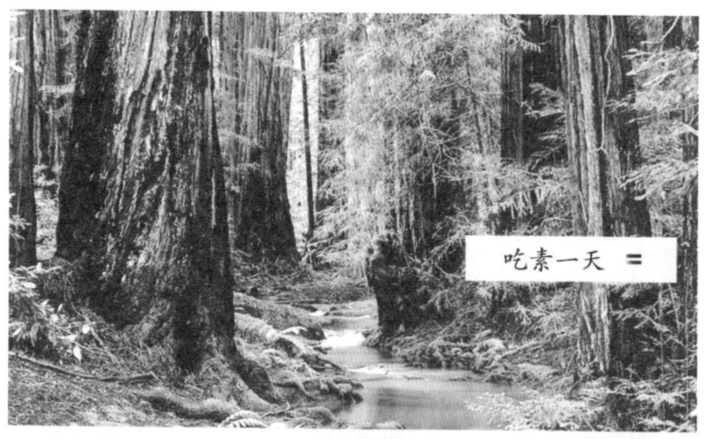

180—360棵树一天吸收的CO_2

牲畜集约养殖是养活人类最昂贵的方式
生产动物性蛋白质效率极低
生产牛肉所需的水是小麦的100倍

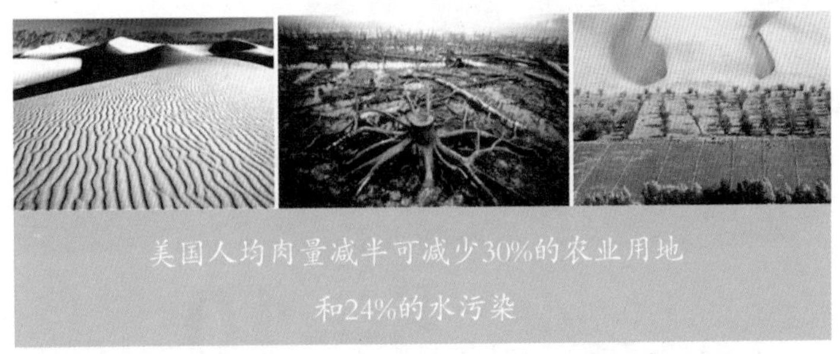

美国人均肉量减半可减少30%的农业用地
和24%的水污染

麦的 100 倍。第四，美国人平均食肉量如果减半的话，可以减少地球 30%的农业用地，以及 24%的水污染，确实是很有价值的。这个问题如果不引起重视，人类会在吃垮自己以前，先把地球给吃垮。

下面我们来看，据统计，另类的粮食糟蹋——

饲养一头乳牛会损失 78%的蛋白质，因为我们必须拿植物性的蛋白质，去换那一点点的动物性蛋白质，而且这还是损失最少的，因为牛奶中蛋白质含量很高，可是却不太适合人类消化吸收。饲养一只肉鸡，所损失的蛋白质高达 83%；而饲养肉猪则损失 88%的蛋白质；饲养一头肉牛，则损失 94%的蛋白质。各位朋友，赔本生意没人做，可是人类好像一直在做赔本生意。一般来

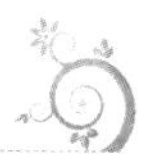

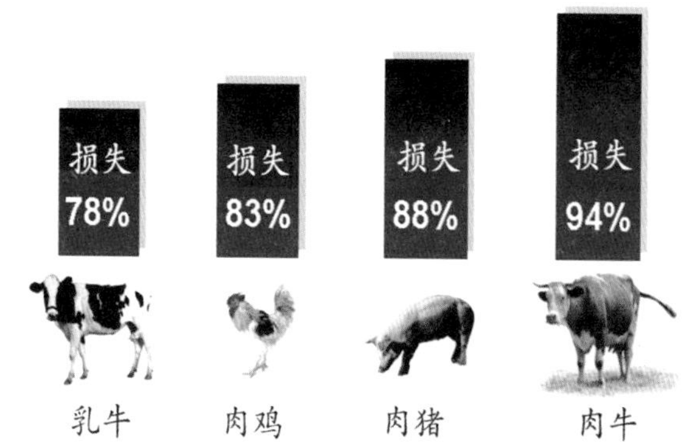

另类的粮食糟蹋

讲，6 吨的植物性蛋白质才能换 1 吨的动物性蛋白质，而这 6 吨的植物性蛋白质还是优质蛋白质，换回来的却

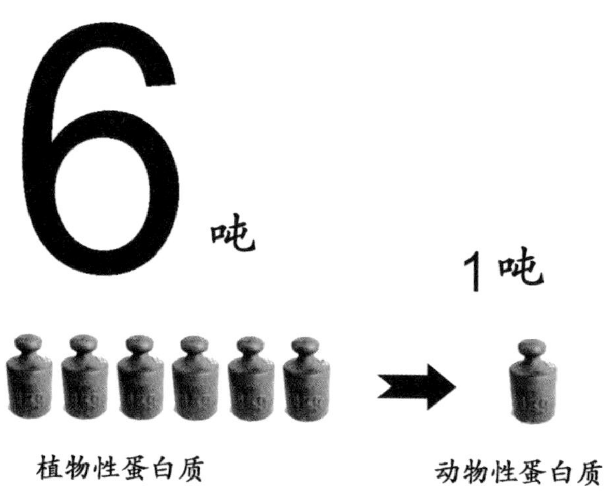

是 1 吨的劣质蛋白质，是会让我们产生一大堆文明病的肉。那我们就知道其实这样的饮食结构是不健康的。

真的会有粮食危机吗？

粮食并不会短缺

如果我们不吃肉食的话……

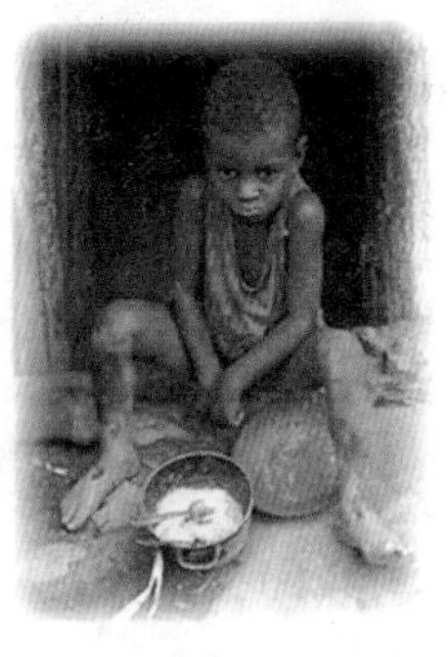

人类社会是不可
分割的整体
如果我们
不拿14倍的土地
来换肉吃
更多的人将可以
吃到更丰足的一餐

真的有粮食危机吗

其实并没有，因为如果我们不吃肉的话，我们不必拿 14 倍的土地来换肉吃，相信如此一来，更多的人将能吃到更丰盛的一餐。各位朋友，人类社会是不可分割的一个整体，目前全世界有 1/4 的人口处于饥饿或营养不良的状态，每年全球有四千到六千万人因此而丧生。1984 年当埃塞俄比亚成千上万人死于饥荒时，仍继续出口百万美元计的谷类前往欧洲。不合理的饮食

结构分配所造成的饥饿，是当代粮食分配失误所致。科学家估计，目前地球上约有36%的谷物生产是用来供应牲畜养殖的，而这些粮食保守估计可以养活20亿人口。

请让我们冷静地想一想，吃这一块肉真正付出的成本应该是多少？

难道仅仅是我们买肉的那笔钱吗？肯定不是的，我们还要付出人类的水资源、土壤资源、森林资源以及温室效应等一系列的代价。

让我们静静地想一想

吃一块肉所付出的真实成本是多少

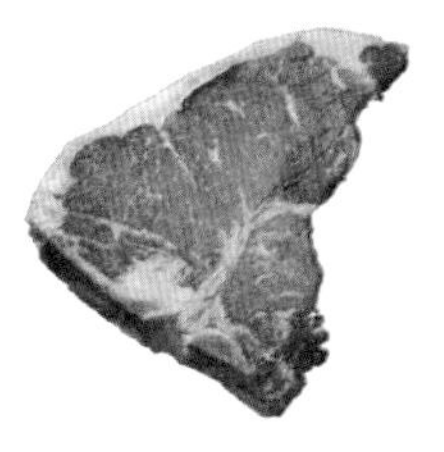

仅仅是我们买肉所付的钱吗？

那吃肉不好，吃鱼呢？告诉大家，吃鱼更糟，为什么会更糟？

各位朋友，因为人类所有的污染最后都会排到河里

河海污染更为严重

鱼体内化学污染物比陆生动物多

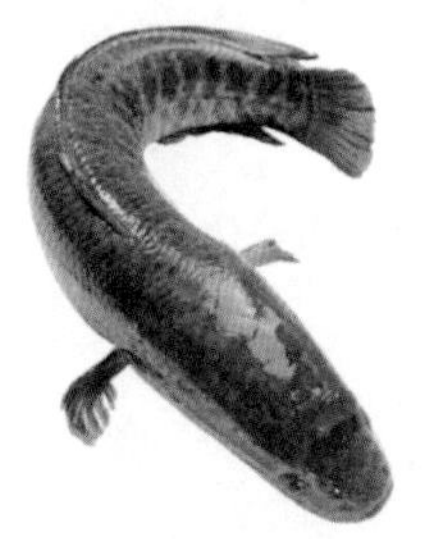

超过半数市售鱼残留过量

持久性有机物污染物——POPs

吃鱼问题更大

或排到海里，根据化学家分析，市面上销售的鱼有半数以上，都含有超标的持久性有机污染物（POPs）。这些化学污染物的毒性很强，极易累积在脂肪组织中，通过食物链产生上万倍的生物放大效果。POPs对人类有致畸、致癌、致突变的危害，例如，二噁英，是世界上最毒的物质之一，亿分之一克的分量，就可以毒死一名成年人。而这些有毒物在海洋生物体内含量很高。这是一个可怕的现象。

我们再来看一下生蚝：

很多人说生蚝很有营养，可是不要忘了，生蚝每一小时可以过滤的水是37.85升，而它把水过滤掉，把什

一粒蚝每小时可过滤……

37.85 升水

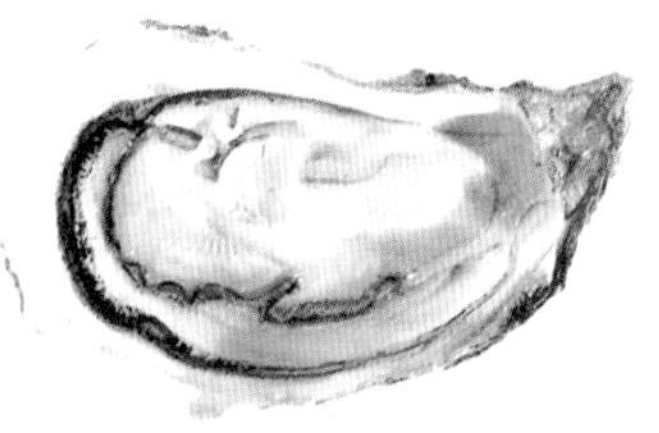

一个月可储存超过水中有毒化学品

7万倍的浓缩量

饱吸化学毒物的水生物

么留下来？把有毒的化学物质留下来。根据分析，生蚝一个月可以储存的有毒化学品，超过水中 7 万倍的浓缩量。也就是说我们在吃这些东西的时候，其实很有可能在累积毒素。

再来看高价的鱼肝油二噁英超标：

台湾清华大学有一位教授，分析市面上的鱼肝油、海狗油、鱼油中，二噁英的含量，发现里面最严重的样品，其二噁英的超标，居然高达容许值的 24 倍，这都是海洋生物普遍污染的状况。

那么，吃鱼对生态有影响吗？当然是有的，科学家预估，北大西洋过度捕捞的状况，将导致海洋生态在未来几年内崩溃。若过度捕捞持续下去，将来拖网可能会

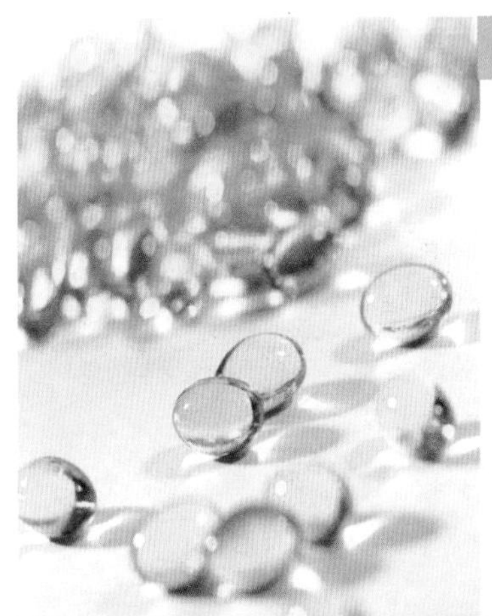

高价鱼肝油二恶英超标

台湾清华大学教授

搜集坊间常见鱼油、鱼

肝油和海狗油

分析二噁英残留发现

超标最严重的浓度竟

高达47.7皮克

几乎为容许值的**24**倍

长期摄取导致肝肿大、疲倦、恶心和高血钙症

科学家评估

北大西洋过度捕捞的情况

将导致海洋生态在未来数年崩溃

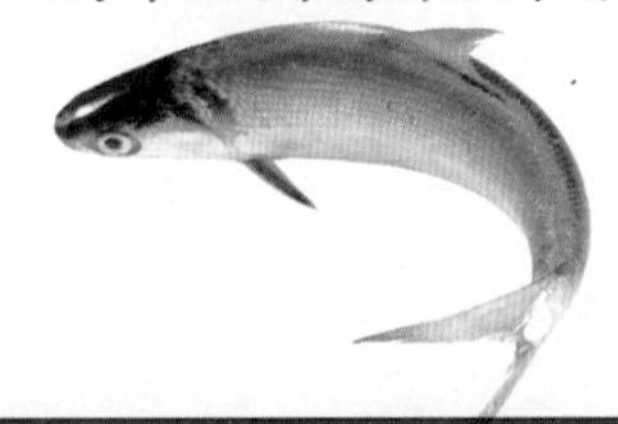

若过度捕捞的情况持续下去
拖网鱼船在不久的将来
捞起来的只剩下水母和浮游生物

吃鱼对生态有影响吗

捞不到鱼，只能捞到水母跟浮游生物，所以这是海洋生态目前重大消耗的状况。

而海洋目前90%的大鱼，像吞拿、剑鱼、比目鱼几乎已经被捞捕得精光了，鱼群数量在近15年当中骤降了80%，全球17个主要的捕鱼区已经不胜负荷，而有9个更达枯竭的边缘。

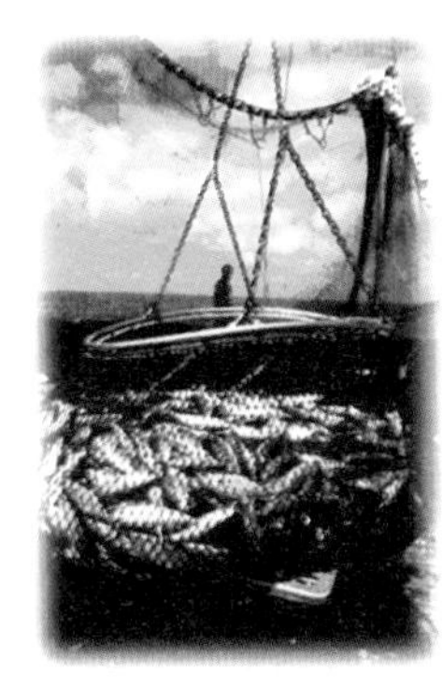

海洋90%的大鱼
如吞拿、剑鱼、比目鱼等
已被捕捞精光

鱼群数量近15年内
骤降80%

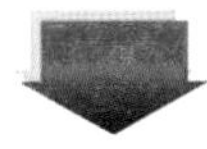

全球17个主要捕鱼区已不胜负荷
其中9个更达枯竭边缘

海里大鱼几乎被捕捞精光

在2008年11月份，摩洛哥所举行的“国际保育会议”中，许多专家学者纷纷提出警告，原本充斥于大西洋与地中海的蓝鳍鲔鱼，目前已经减少了90%，很快将要登上濒临绝种生物的名单。

很多人说，吃捕的不好，那吃养殖的总可以吧？各位朋友，吃养殖的更糟，为什么？

因为养殖鱼的食物也是捕来的。养鱼业消耗全球87%的鱼油跟53%的鱼粮，而建立养鱼场又会摧毁海岸

养殖为人类供应1/3的海产

危害更大

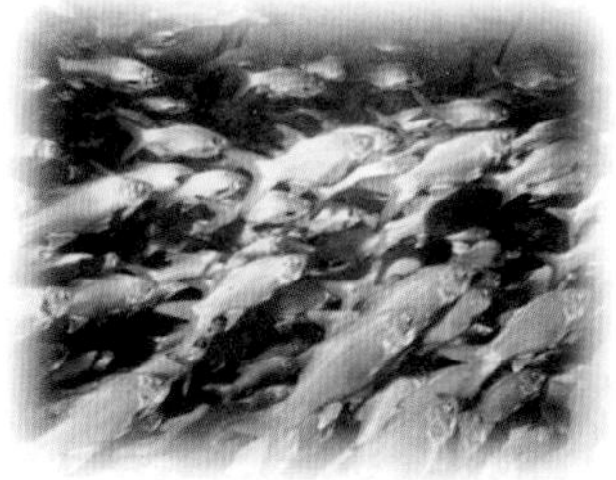

养鱼业消耗全球
87%的鱼油和53%的鱼粮

建立养鱼场
摧毁海岸生态

喂食抗生素、荷尔蒙、氯化物
排出大量毒水污染

吃养殖鱼问题更大

生态，因为养殖鱼类必须喂食大量的抗生素、荷尔蒙、氯化物，排出大量有毒物质污染河川和海洋。其实这都是杀鸡取卵的举措。

再来看抗生素的滥用和残留：

抗生素其实对人身体非常不好，而集约养殖则少不了它，它能通过食物链，长期在身体里面累积，造成肝、肾功能的障碍，抑制骨髓造血功能，引起再生障碍性贫血，以及造成神经系统的损害，引发多重功能障碍。

在养殖业中，目前抗生素滥用的情况很严重，另外还有一种抗菌剂叫做“硝基呋喃”是一种致癌物，目前

化学药品通过食物链
长期在体内积聚

造成肝、肾
功能障碍

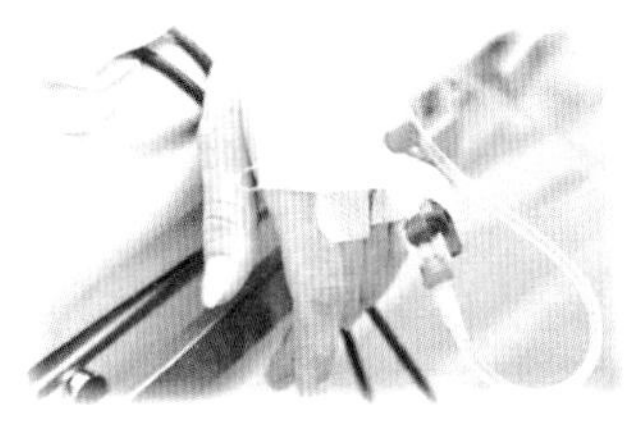

抑制骨髓造血功能
引起再生障碍性贫血

造成神经系统损害
引起多重功能障碍

抗生素滥用与残留

也广泛被添加到水产和畜禽的饲料当中。

可见美食底下是一个大陷阱。

养殖鲑二噁英、多氯联苯（PCBs）
含量是野生鲑鱼的十倍以上

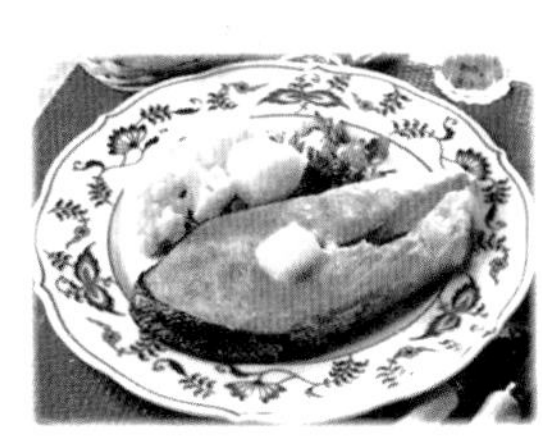

原因来自小鱼粉饲料
亦即生物累积

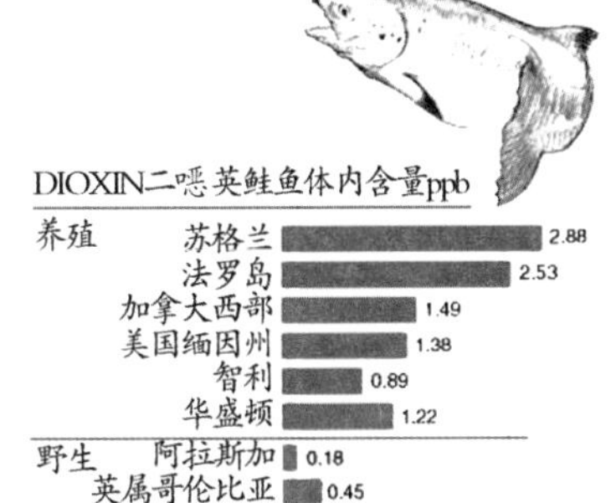

美食下的陷阱

养殖鲑的二噁英超标，是野生鲑的10倍以上，为什么？这叫生物性累积，很多有毒的化学物质都是脂溶性的，它会通过食物链的传递，把原本环境中微量的有毒物质，逐步放大，位于食物链越上层的动物，其所吸收的有毒物质将会成千万倍以上的浓缩。例如，通过浮游生物→小鱼→大鱼→最后到食鱼的鸟类，经过四级传递之后，鸟类体内DDT含量居然是水中DDT浓度的一千万倍。因此很多人说，吃素有农药对不对？对，吃素是有农药，可是吃肉所带来的农药问题可能会更多，为什么？因为经过科学家研究，抽三种人的血液，分别是肉食者、蛋奶素食者（就是他有吃鸡蛋、喝牛奶但是他没

三种人体内农药残留比例

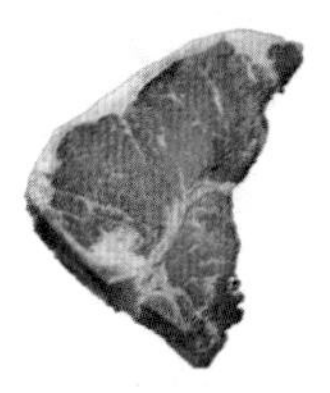

肉食者

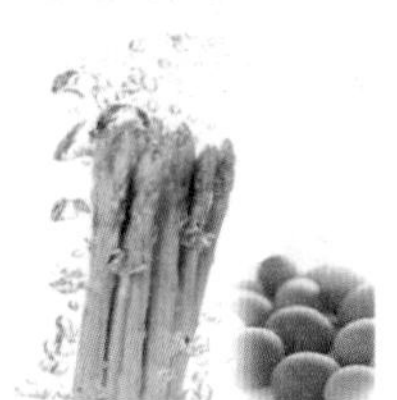

蛋奶素食

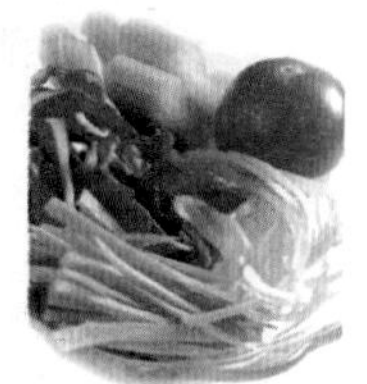

蔬果素食

15:5.5:1

多数杀虫剂为脂溶性

谁体内农药比较多

有吃肉）和疏果素食者的血液。分析后发现，其中农药残留的比例居然是 15 : 5.5 : 1，也就是说吃肉的人血液里面农药的含量，是吃素的 15 倍，为什么？因为通过了生物性累积，造成了吃肉的人吃到体内的农药量，会比吃素的人多得多。

所以我们来看一下，这一篇研究报告显示，动物性食物里面，您看 DDT、DDE 和 TDE 的含量与植物比起来，都是多好几个数量级，植物里面农药残留量其实是比较少的，动物里面肉类、乳制品还有油脂里面，农药残留量都很高，因为很多的农药都是脂溶性的。

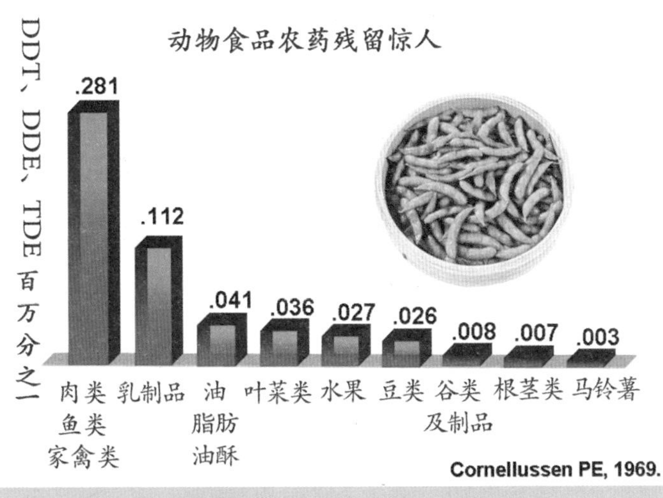

美国食物中杀虫剂残留

肉食还伴随着其他很多严重威胁健康的问题，第一个是抗生素滥用的问题，现代集约饲养为节省场地空间，往往在很小的范围内超负荷地饲养上千只禽畜，为防止大量感染疾病，过量的抗生素往往被添加在饲料内，造成禽畜肉品有超量的抗生素残留。值得一提的是，连乳品当中也存在抗生素残留超标的现象，因此有些对抗生素过敏的人，在饮用这些乳品之后，会出现过敏症状；正常人长期饮用，更如同滥用抗生素一般；有些人更可能因此而产生耐药性，非常危险。

肉品抗生素滥用、残留问题
禽畜集约饲养数量庞大

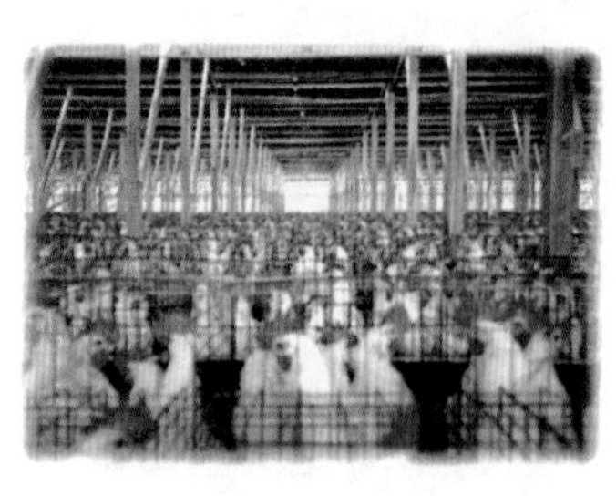

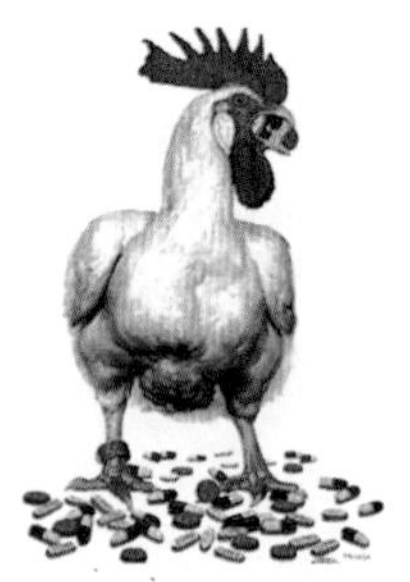

抗生素滥用成严重问题

肉食伴随的其他问题

再来看荷尔蒙的问题：

一只鸡的平均寿命是 7 年，可是现在有报道说 42 天

就能吃了。有一次一个朋友告诉我，这个信息已经落伍了，现在听说 28 天就能吃了，我听了有点害怕，因为又不是在吹气球，那个鸡如果真的 28 天就长大了，那这是怎么做到的？这就是荷尔蒙的问题。

集约养殖为了大量供应市场销售，所以必须想尽办法缩短禽畜成长的时间，但这些都与自然法则违背。这些残留的生长素和肉品脂肪的效应，造成许多儿童性早熟的案例，已经被许多医学报道所证实；另外还有性别错乱与其他一些潜在疾病的威胁等，都与生长素在肉品中残留有关。

还有肉品添加剂的问题，如保色剂、防腐剂等等。

肉品荷尔蒙滥用、残存问题

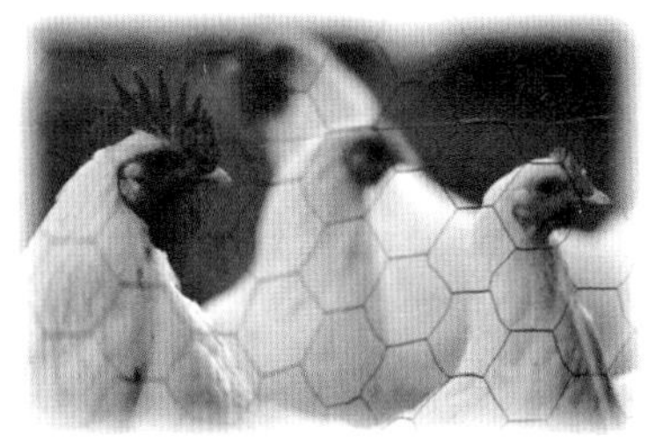

鸡寿命7年
养殖只有6周

造成儿童第二性征提早、性别错乱
及各种潜在疾病增加、寿命减短

许多肉品在贩卖之前，被加入一些化学药剂，以增加销售的价值；有些人为维持肉品新鲜的外表，添加了过量的保色剂和防腐剂。这些添加剂会长期累积在人体当中，直接造成肝肾功能的负担，其中有些还会导致癌症。所以现代越来越多的人罹患比较罕见的怪病，我们实在不能排除这些化学药剂所造成的影响。

肉品添加剂残毒问题

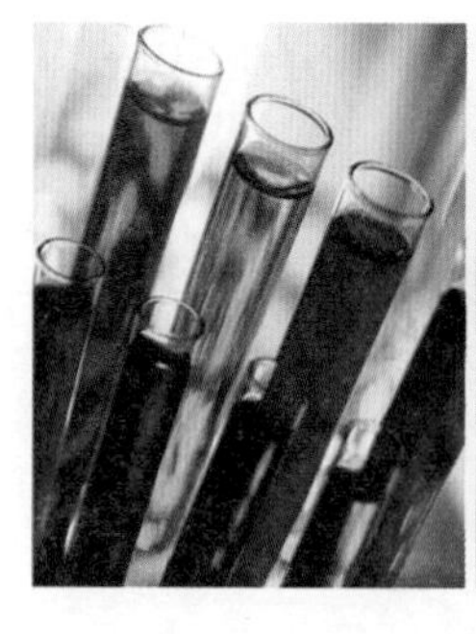

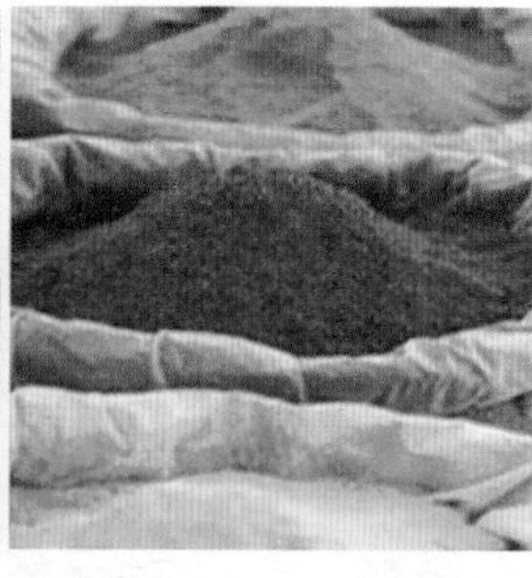

为保持肉质鲜红

加保色剂、防腐剂

食品添加剂长期累积于人体
增加肝肾负担、致癌

肉食伴随的其他问题

另外，我们有没有考虑到动物也有情绪的问题。

动物的情绪也很不好，这与饲养的环境有很密切的关系，图中我们见到集约养殖场中，动物养殖的空间都十分狭隘、拥挤，有些动物终身连翻身的空间都没有，更有很多动物终身都活在暗不见天日

动物的情绪问题

狭小、拥挤
肮脏、有些
毕生不见天日

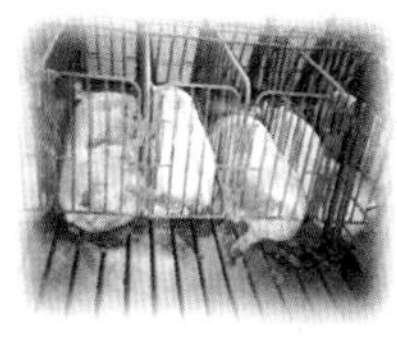

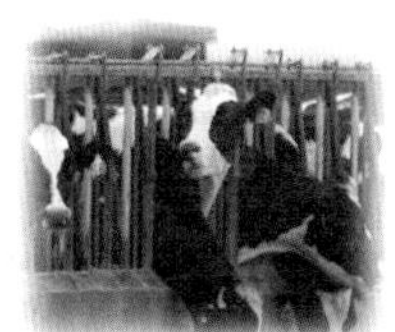

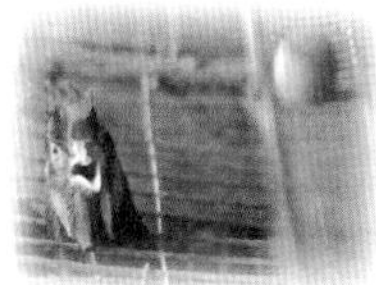

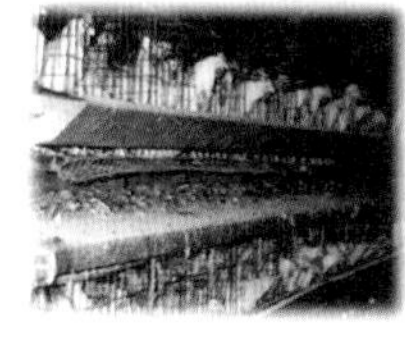

动物本身
疾病丛生
肉质毒素多

肉食伴随的其他问题

的养殖场中。试想，这样的生存环境，能造就健康的禽畜吗？过去农村放养的禽畜，明显地就与圈养的不同，不但肉质不同，连骨质都有巨大的差异。要是动物情绪很不好的时候，请问它的肉会健康吗？不会的，我曾听说一个报道讲，很多动物都是有癌症的，因为它很压抑，人再去吃这些肉，其实问题蛮多的。

大家千万别越听，眉头越皱起来，因为我们可以选择吃素：

我们可以选择吃胡萝卜，把汞等重金属结合排出体外；我们可以选择吃菌类食物，像黑木耳有清洁血液的

生食蔬果
如胡萝卜可与汞结合
排出体外

菌类食物
如黑木耳具有清洁血液
和解毒功能

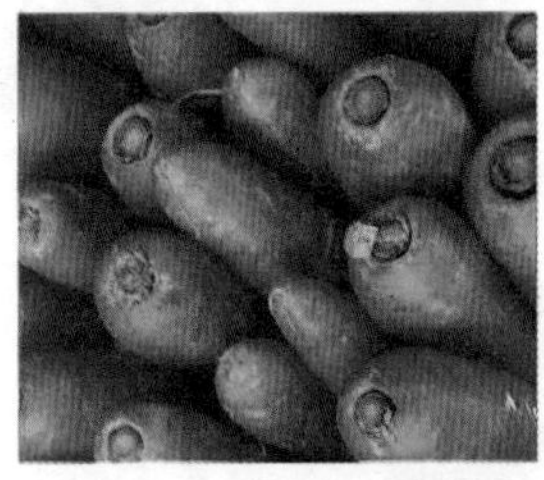

海藻类如
海带、紫菜、昆布
抗辐射

豆类汤
帮助排泄毒素

清除体内污染

功能；我们可以吃藻类如海带、海菜、昆布，它们可以抗辐射，尤其常常用计算机的人可以多吃；再有我们可以喝绿豆汤来解毒。

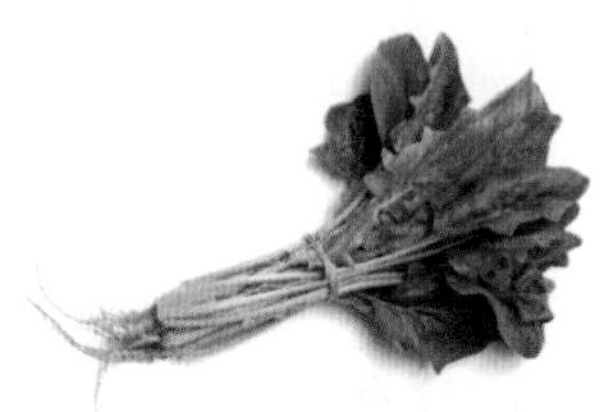

菠菜含铁质、叶酸
预防心血管疾病

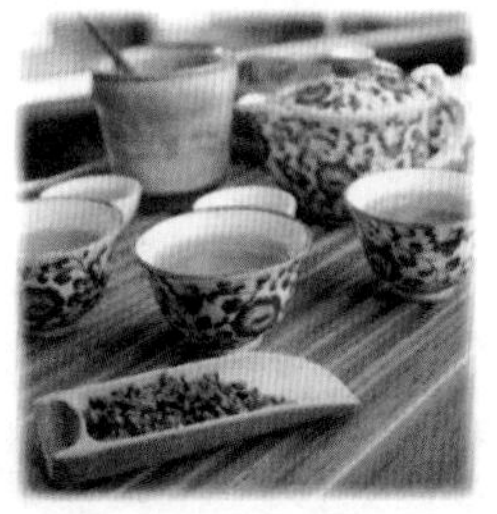

绿茶可预防心脏病
各种癌症

抗胃癌、食道癌
肝癌、皮肤癌

清除体内污染

我们还可以吃菠菜，含丰富的铁质、叶酸，它可以有效预防心血管疾病；我们可以喝绿茶防止各种癌症，如胃癌、食道癌、肝癌、皮肤癌等，许多医学报道都有提及。

我们也可以吃花椰菜抗癌，因为它富含胡萝卜素，可预防乳腺癌、胃癌、直肠癌等；以及吃燕麦降低血压、血脂，尤其对老年人来说，燕麦是很好的食品。

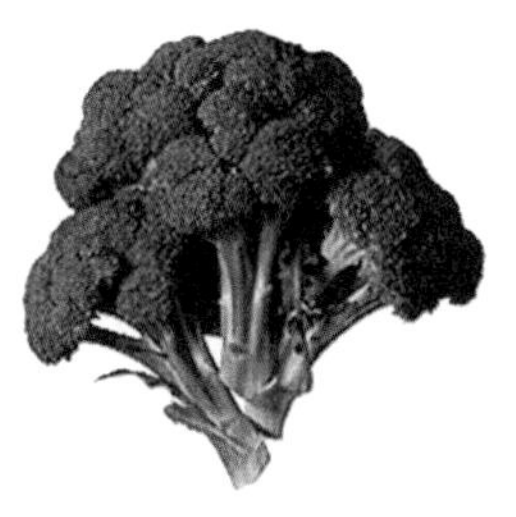

花椰菜富含
胡萝卜素预防癌症

燕麦降低高血压、
胆固醇，预防大肠癌、
心脏病

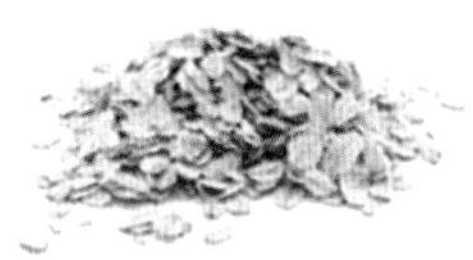

清除体内污染

我们还可以选择吃果仁补充维生素 E 降低胆固醇。坚果类食品有健脑益智及明目的功用，对孕妇、小孩而言都是很好的食品，唯一要注意的是，小孩一次不宜吃太多，因为坚果类油性大，易引起消化不良；杏仁有小毒，也不宜多吃。另外，我们也可以吃西红柿来抗癌，但数量都不必刻意追求太多。

果仁类含丰富
维生素E
降低胆固醇

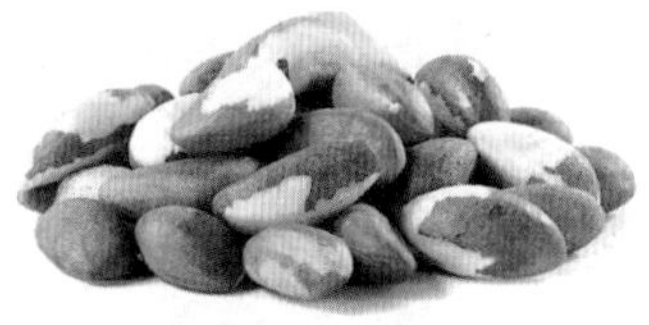

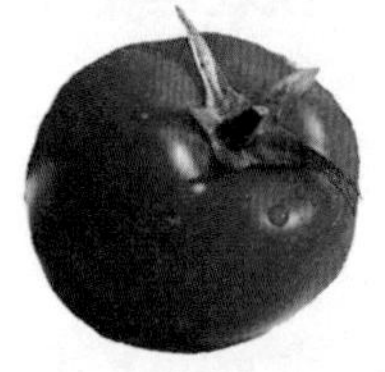

番茄含抗氧化红番茄素
及丰富维生素C

预防前列腺
及消化系统癌症

清除体内污染

或者，我们可以选择吃其他的蔬菜、水果。但是很多人可能会说，吃素也有吃得很不健康的，有没有？有。为什么？那不是因为素食不好，而是因为不会吃。吃素一定要注意几个重点：第一，不可以吃得太油，可是一般的人吃素，我们到素食餐馆去看，其实都蛮油的，为什么素食餐馆要那么放油呢？因为顾客爱吃，这点仍是口腹之欲的问题。第二，要以清淡为主，糖、盐不要加太多。第三，蛋白质的摄取量不要太高，很多人讲豆类蛋白质很多，那就拼命地吃豆类，其实也是不对的。任何营养成分过多，对身体都是负担。另外，从坚果类里面也可以摄取到丰富的不饱和脂肪酸，

不可太油
烹调不宜过度

清淡为主
糖、盐调味料
不放太多

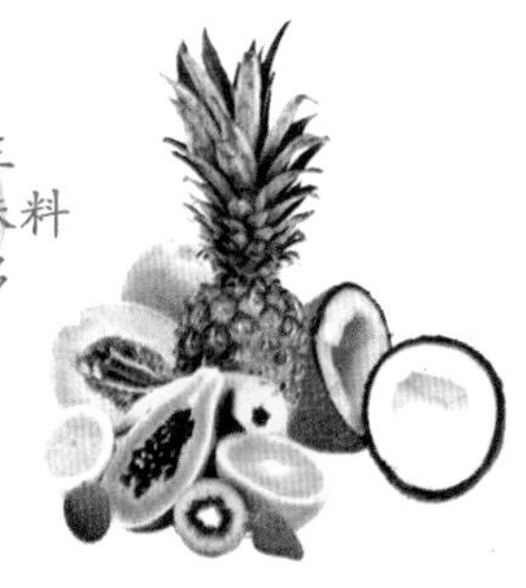

蛋白质摄取不宜太高
从坚果类获取
天然不饱和脂肪

考虑地域性
季节性

不宜吃加工素料
有添加剂
钠含量高

叶菜、芽菜类
根茎类
均衡摄取

吃出健康素食

包括亚油酸、亚麻酸。这两种脂肪酸可是深海鱼油DHA和AA的前体，有了它们，人体就可以自行合成DHA和AA。我们不要冒着生命的危险去吃鱼油，因为鱼油的污染是很重的。第四，不要吃加工的素食，就是素鸡、素鸭、素肉、素鱼不要吃，因为它里面也有防腐剂。第五，叶菜类、芽菜类、根茎类要均衡摄取，不要偏重于摄取一个种类的品种。第六，最重要的是我们要吃当地当季的食物。一方面可以减少食物运输时二氧化碳的排放量；另一方面，当地当季的食物，是大自然配合我们身体需要所盛产的，用来调节我们身体的健康。所谓一方水土养一方人。

当然，吃肉还有很多的缺点，包括疯牛症，包括禽流感：

疯牛症是非常可怕的疾病，罹患这种疾病的人，最后必定都在致命的痴呆下死亡。这种疾病的病原来自于牛只，根据科学家研究其病原称之为朊毒体，它的构造特殊，几乎无法杀死，如高温消毒、烹煮、罐装、冰冻、紫外线等都不能破坏其传染性。甚至在焚烧后的疯牛残骸中，科学家仍可检测到朊毒体的活性，所以千万不要以为肉煮熟了就安全了，事实上，这是忽略了疯牛症顽强的传染力，凡是受传染的人，不一定何时发病，而且常被误诊为老年痴呆症。要避免这种疾病最好还是远离牛肉。

朊毒体构造特殊
高温消毒、烹煮、罐装、冰冻、紫外线
都无法充分破坏其传染性

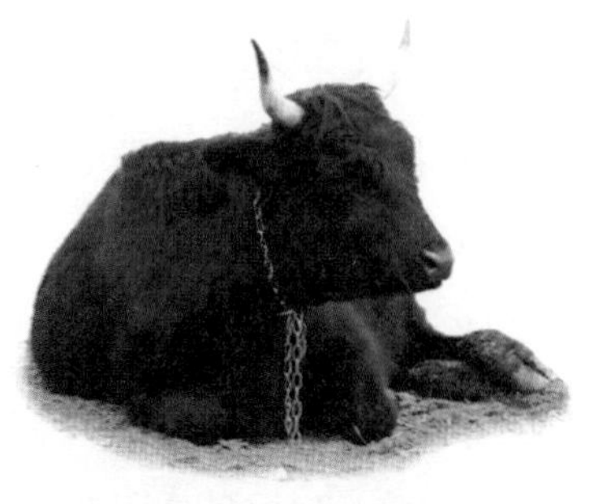

人畜共通传染病　疯牛症

禽流感也常令人闻之色变，它是由 A 型流感病毒引起的一种禽类感染或疾病综合征，极易在禽鸟与人兽间相互传染，常导致大规模的死亡。这种病毒极易发生基因重组，不易预防，而且有高致死率。Earth-Save 前主席霍华德·李曼（Howard Lyman）曾说，“我们必须记住，不论是疯牛症还是禽流感……工业式畜牧和人类吃肉的欲望，才是根本原因……当我们将数以千计的家禽困在狭窄的空间，令它们免疫力变弱，又喂以抗生素，等同为病毒营造最佳的变种环境。所以今天，我们正身处另一场大疫症的边缘。”

全球大恐慌

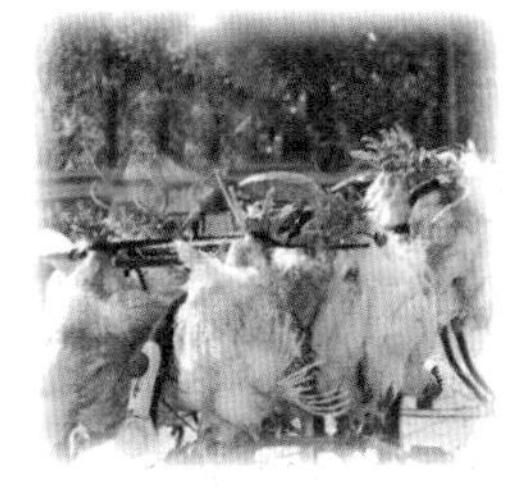

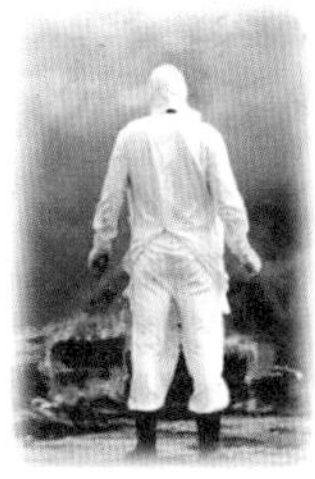

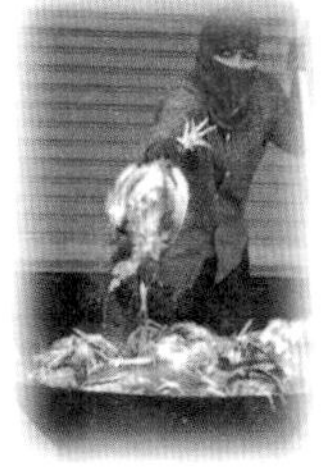

禽流感病毒感染后表现较严重的
出现全身出血性败血症状
急性高致死率　危害巨大

人禽共通传染病　禽流感

我们可能时间不够，就不多说了，所以各位朋友，请唤醒我们的爱心。

我们正在跟时间赛跑，改变饮食习惯，其实一个人只要改变一点点，您吃一天的素就等于种180棵的树木，为什么我们不做？改变饮食习惯，会让我们的地球更健康。

唤醒人类的爱心
我们正在与时间赛跑
改变饮食习惯
地球会变得更健康

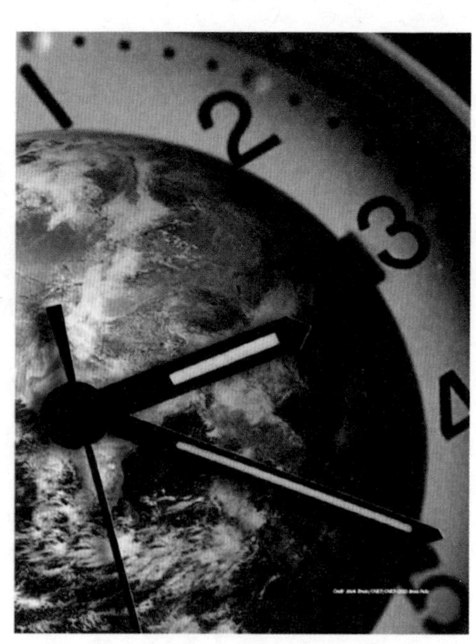

我记得印第安的一位酋长曾经有过这样的忠告，他说：“只有等到最后一棵树被砍掉，最后一条河被污染了，最后一尾鱼被捕食了，人类才会发现，原来金钱并不能充饥。”

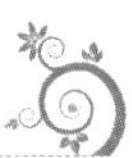

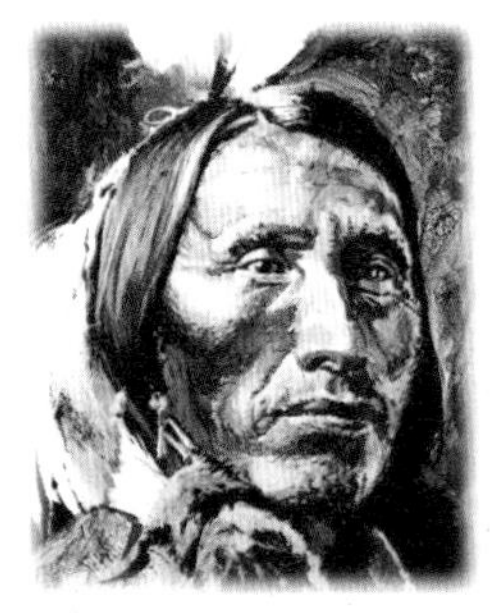

Only after the last tree has been
cut down,Only after
the last river has been poisoned,
Only after the last fish has been
caught,Only then will you
find money cannot be eaten.

只有等到
最后一棵树
被砍掉
最后一条河
被污染了
最后一尾鱼
被捕食了

人类才会发现
原来金钱并不能充饥

印第安酋长的忠告

传说印第安人每做一项决定都要评估七代人以后的影响，这个决策做下去，七代以后的子孙会不会倒霉？而中国人的祖先更是想到千秋万代后的子孙。各位朋友，我们曾经为下一代想过吗？

请珍惜大自然，改变饮食习惯，我们将会发现森林增加了，污染减少了，水资源丰富了，一个健康的森林，远比饲养一大堆的牲畜更有意义。而各位朋友改变饮食习惯，您将会发现，倒入河中的化学品减少了，癌症、中风、糖尿病、肥胖症减少了，停止动物性脂肪在我们血液当中流动，这些牲畜将会感谢您，我们的子孙也将会感谢您。

改变饮食习惯有什么影响？
森林增加了、污染减少了、
水资源丰富了

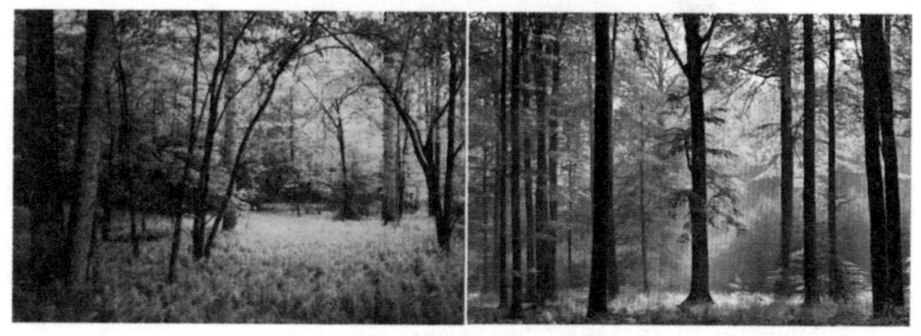

一个健康的森林
远比饲养一大堆家畜有意义

请珍惜大自然

改变饮食习惯有什么影响？
倒入河中的化学品少了
癌症、中风、糖尿病、肥胖症少了

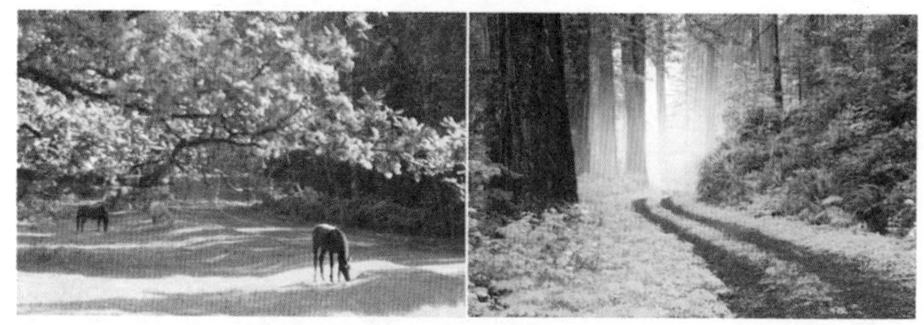

停止动物性脂肪在血液中流动
牲畜将感谢您，子孙将感谢您

请珍惜大自然

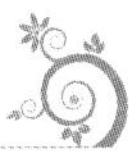

所以各位朋友，让我们来看一下这一片森林，我们共同生长在我们唯一的家园地球上面，这片土地是我们祖先留给我们的。各位朋友，我们有责任把她传承下去，我们的子孙也需要这一大片森林，也需要更健康的土地，更健康的水，更健康的空气，我们忍心在我们这一代，就把这些东西都给糟蹋光吗？

各位朋友：大自然不是一件商品，她不是一个可以不计任何后果，任您榨取却不尝试着去了解的东西；相反的，在共同的生命网络中，我们是大自然的一部分，我们的生命由她而来，珍惜大自然就是珍惜我们自己，当我们真正感恩，并关怀大自然的时候，我们的生命才有意义。

大自然不是一件商品
她不是一个可以不计任何后果
任意榨取却不尝试着去了解的东西
相反地，在共同的生命网络中
我们是大自然的一部分
我们的生命由她而来
珍惜大自然就是珍惜我们自己
当我们真正感恩
并关怀大自然的时候
我们的生命才有意义

John Robbins

通过这一次讲座我们了解到，素食是超越宗教、超越种族的议题，过去许多人误解了，现在我们通过科学的研究发现素食不但有助于我们的健康，而且还是能确保地球永续发展的最佳方案。所以素食是科学的，是高尚的，是现代人都应该认识的饮食方式，如果您无法立刻断掉肉食，那么就从减量开始做起，而且请珍惜粮食，吃多少，煮多少，点多少，千万不要浪费，因为每一份食物背后都消耗了巨大的能源，让我们把和谐从餐桌上做起。也让我们每个人都成为一颗种子，把这个健康的理念传播出去，一传十，十传百，要是13亿人都能在用餐时作出正确的决定，那这个世界就能更加和谐、永续地发展下去。

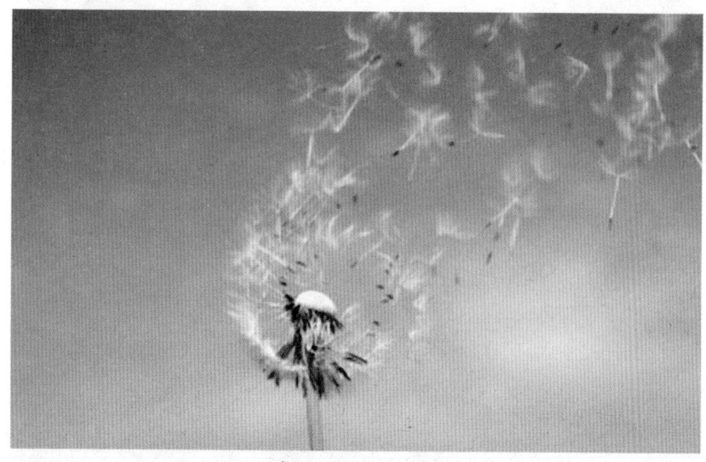

下一步需要您的播种

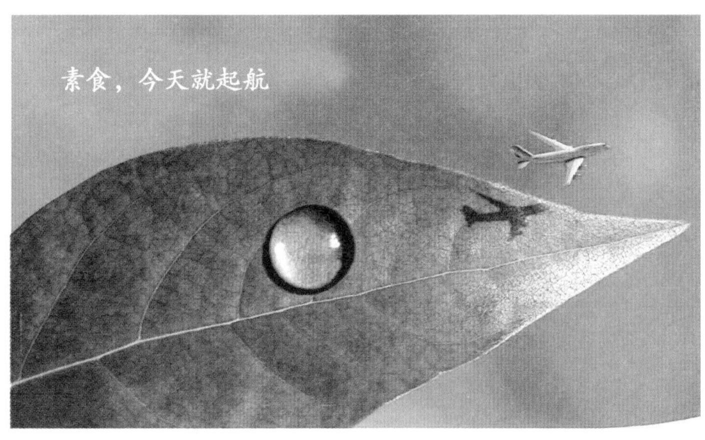

感谢您的参与。